THÉORIE NERVEUSE

DE

LA GOUTTE

PAR

Dyce DUCKWORTH

M. D. Edin,

Agrégé du Collége royal de Médecine de Londres,
Médecin assistant à l'hôpital St-Barthélemy;

OUVRAGE TRADUIT DE L'ANGLAIS ET ANNOTÉ

PAR

LE Dr. A. SORDES

Lauréat et membre correspondant
de la Société de Médecine de Toulouse,
Médecin-Inspecteur pour la protection des enfants du premier âge,
Ancien médecin d'armée;

PRÉCÉDÉ D'UNE PRÉFACE DE

B. BALL

Professeur à la Faculté de Médecine de Paris,
Membre de l'Académie de Médecine.

PARIS

ASSELIN ET HOUZEAU, LIBRAIRES-EDITEURS

Place de l'Ecole-de-Médecine.

1884

THÉORIE NERVEUSE

DE LA

GOUTTE

Ouvrages du Dr. A. Sordes

Des Kératites et de leur traitement. (Montpellier, 1876).

De la Fève de Calabar et de ses applications en oculistique, (en collaboration avec le Dr. E. Grandclément). Paris, 1878.

Application de la loi Roussel. (Lyon médical, 1884).

Comment meurent ou guérissent les Goutteux, mémoire couronné par la Société de médecine de Toulouse. (Sous presse).

Du Crime et des Criminels, conférence d'Anthropologie. (Sous presse).

Des Cimetières et de la Crémation. (Sous presse).

THÉORIE NERVEUSE

DE

LA GOUTTE

PAR

Dyce DUCKWORTH

M. D. Edin,

Agrégé du Collége royal de Médecine de Londres,
Médecin assistant à l'hôpital St-Barthélemy;

OUVRAGE TRADUIT DE L'ANGLAIS ET ANNOTÉ

PAR

LE Dr. A. SORDES

Lauréat et membre correspondant
de la Société de Médecine de Toulouse,
Médecin-Inspecteur pour la protection des enfants du premier âge,
Ancien médecin d'armée;

PRÉCÉDÉ D'UNE PRÉFACE DE

B. BALL

Professeur à la Faculté de Médecine de Paris,
Membre de l'Académie de Médecine.

PARIS

ASSELIN ET HOUZEAU, LIBRAIRES-EDITEURS

Place de l'Ecole-de-Médecine.

1884

PRÉFACE

Pareil à un conquérant jaloux d'agrandir son domaine, le système nerveux, marchant de victoire en victoire, tend à englober la pathologie tout entière.

S'il convient de réagir contre cet excès, on doit, cependant, reconnaître que les idées nouvelles, qui tendent à s'établir sous ce rapport, renferment une grande part de vérité.

L'action des centres nerveux sur les divers troubles de nutrition dont l'organisme peut devenir le siége, est placée aujourd'hui au-dessus de toute contestation. Les maladies de la peau, les maladies des articulations, les diverses atrophies du système musculaire et un grand nombre d'affections viscérales en fournissent à chaque instant la preuve ; et s'il n'existe point de nerfs trophiques (ce qui peut se discuter) il existe au moins incontestablement des fonctions trophiques du système nerveux.

C'est sous l'influence de cet ordre de considérations qu'il se manifeste aujourd'hui une tendance à considérer la goutte et peut-être le rhumatisme, comme des maladies dont l'origine profonde doit être cherchée dans les centres nerveux.

Ce serait pourtant une erreur capitale que d'attribuer ces affections et leurs manifestations articulaires à une lésion anatomique siégeant dans la moëlle épinière, ou dans certaines régions de l'encéphale, comme nous le voyons, par exemple, dans les arthropathies de l'ataxie locomotrice progressive.

Non, la goutte, s'il faut lui attribuer les caractères d'une trophonévrose, ne peut se rattacher qu'à des troubles généraux et ne saurait jamais être attribuée à une lésion circonscrite et localisée sur un point limité.

Ce qu'il importe avant tout de ne pas oublier, c'est que l'accès de goutte n'est pas la maladie tout entière, mais seulement une de ses manifestations paroxystiques.

Longtemps avant l'apparition d'un accès, le sujet est tourmenté par une série de troubles divers, qui prouvent surabondamment qu'il est déjà malade. Le vertige, la migraine, la tristesse, l'irritabilité, la misanthropie en sont des exemples familiers. Ajoutons enfin, que presque toujours, à la veille d'une explosion de goutte articulaire, le malade éprouve une sorte de *mal estar*, comme diraient les Espagnols, un malaise général, qui est immédiatement dissipé par l'apparition de la crise.

Il y a plus : certains *candidats* à la goutte, certains individus qui plus tard seront goutteux, présentent dès leur première enfance une pathologie spéciale, qui permet de pronostiquer l'avenir qui les attend : elle a pour caractères particuliers des accidents fluxionnaires ou hypercriniques, à début brusque, à évolution rapide, à retours paroxystiques.

Ce sont des angines tonsillaires, des urticaires, des épis-
taxis, des purpura, des hémorrhagies diverses, plus alarmantes
que sérieuses ; des bronchites à râles sibilants, des diarrhées
soudaines, et d'autres accidents dont il est superflu de
dresser ici le catalogue.

Ainsi donc, les sujets de cette espèce sont malades depuis
leur enfance, et malades d'une façon spéciale, d'une façon
compatible avec un assez bon état de santé, si je puis me
permettre cette assertion paradoxale. Mais ce *modus vivendi*,
après un certain laps de temps, aboutit à une crise, caracté-
risée par un malaise profond, auquel succède un éclat morbide, qui, lui-même, précède le retour à la santé parfaite, et
semble même le déterminer.

D'autre part, on peut dire que cet état pathologique, cette
diathèse qui existe à l'état virtuel, d'une manière continue,
offre des relations intimes avec d'autres maladies qui appartiennent à la même famille pathologique : ce sont surtout la
lithiase biliaire, l'obésité, le diabète, la gravelle urique, l'asthme, la migraine, la dyspepsie, les hémorrhoïdes, et d'autres
manifestations morbides qu'on rencontre très-souvent chez
un individu qui vient d'avoir la goutte ou qui est destiné à
en subir les atteintes. C'est là une preuve déjà bien suffi-
sante de la parenté qui les unit. Ce qui achève la démonstra-
tion, c'est que ces mêmes affections peuvent se développer
chez les ascendants, chez les descendants, ou chez les
collatéraux des goutteux.

En présence de cet ensemble de faits, l'esprit se trouve
logiquement entraîné à se demander quels sont les liens
mystérieux qui unissent tant d'états disparates, et quels sont

les rapports entre les phénomènes précurseurs d'un accès de goutte, et cet accès lui-même.

S'agit-il d'un trouble permanent de la nutrition? S'agit-il, au contraire, d'un état névropathique particulier?

Il n'est pas douteux que pour un certain nombre de maladies dont il vient d'être parlé, il existe un trouble permanent de la nutrition. Il est évident, par exemple, que pour la lithiase biliaire, il faut admettre une modification profonde de l'élaboration chimique des substances qui concourent à la formation de la bile. Or, c'est précisément par le fait de la persistance et de la longue durée de ce trouble nutritif, qu'on voit se déposer la cholestérine, qui est le substratum fondamental de la plupart des calculs biliaires.

Il n'est point douteux que chez les sujets atteints d'obésité, il existe également un vice dans l'élaboration des matières ingérées, une imperfection du mouvement organique, d'où résultent une formation excessive, et une destruction insuffisante de la graisse.

Il en est assurément de même pour le diabète et pour la gravelle urique.

Il est également hors de doute qu'il existe dans la goutte un trouble nutritif; et si l'on conteste avec raison à l'acide urique un rôle pathogénique dans cette maladie, c'est parce que la goutte n'est pas exclusivement constituée par l'accès. En effet, l'acide urique s'accumule dans le sang longtemps avant l'explosion de la crise; il paraît démontré que cette accumulation n'est pas le résultat d'une insuffisance rénale; car le goutteux, dans la période valide et avant les complications rénales qui viennent désorganiser l'appareil uropoïétique, le goutteux élimine de l'acide urique absolument comme le sujet normal, et, de plus, il est sujet à des décharges brusques d'acide urique.

Il y a donc, dans la goutte comme dans la gravelle, une élaboration vicieuse des matières azotées, qui provoque à certains moments, soit brusquement, soit lentement, une accumulation d'acide urique dans le sang.

Il est donc évident que dans la goutte comme dans certaines autres maladies voisines, il se produit une perturbation profonde de la nutrition générale.

Est-ce à dire qu'il faut éliminer complétement de notre programme toute influence névropathique ? Telle n'est point, telle ne saurait être notre pensée.

Rappelons-nous d'abord que parmi les troubles de la nutrition, il n'en est peut-être pas un seul qui ne puisse être engendré par un dérangement du système nerveux. Rappelons-nous ensuite que toutes les maladies de la famille arthritique s'attaquent de préférence à des sujets dont le système nerveux est plus ou moins surmené.

Prenons pour exemple la lithiase biliaire. Nous savons qu'elle se développe volontiers chez les vieillards des deux sexes, et chez les femmes à la période génitale. Mais en dehors de ces deux conditions étiologiques, on sait parfaitement qu'elle est l'apanage de toutes les influences dépressives qui portent leur action sur le système nerveux : de l'ennui, du chagrin, de la contrainte, de la tristesse et de l'anxiété ; c'est la maladie des veuves, des femmes mal mariées, des femmes séparées ; c'est la maladie des spéculateurs malheureux, des travailleurs fatigués, et, pour employer une expression vulgaire, de tous les gens qui se font de la bile.

On peut en dire autant du diabète. C'est la maladie des viveurs, des ambitieux, des hommes politiques, des membres de l'Institut, des hautes intelligences, des cerveaux surchauffés et fatigués. C'est aussi la maladie des médecins : mais comme le fait très-justement observer le professeur Bouchardat, c'est une maladie qui frappe surtout les princes de la Science, dont l'esprit travaille trop et dont le corps ne travaille pas assez. Elle épargne, au contraire, les praticiens pauvres, chez qui la marche et les fatigues corporelles corrigent ce que la nutrition générale peut avoir de défectueux.

Or, la goutte occupe peut être le premier rang parmi les troubles de cet ordre. Elle est par excellence la maladie des grands, *morbus dominorum,* elle subit de la façon la plus manifeste l'influence du système nerveux. Elle se développe sous la pression des mêmes causes que le diabète, et comme pour cette dernière maladie, dans les périodes de guérison ou de repos, il suffit d'une secousse morale, d'un choc nerveux pour la ramener avec une nouvelle intensité. Un spéculateur goutteux fait une perte sérieuse à la Bourse ; à l'instant même il est pris d'un accès. Un autre goutteux éprouve une affliction profonde, à l'instant même, il paye son tribut. L'influence du froid se ramène également à une vive impression portée sur le système nerveux, sur ce grand modérateur des transformations organiques et de l'élaboration de la matière à travers les éléments de nos tissus.

Par la surexcitation de son activité, comme par l'épuisement de ses forces, le système nerveux peut engendrer toutes les maladies qui reconnaissent pour origine un trouble de la nutrition.

La goutte est incontestablement de ce nombre, et voilà pourquoi sans être une trophonévrose, elle peut être regardée dans un grand nombre de cas comme la conséquence directe d'une perturbation nerveuse.

Chez les héréditaires, le surmenage n'est plus nécessaire ; car, subissant l'influence ancestrale, le malade est surmené pour ainsi dire avant que de naître, le fils est fatigué des travaux de son père, parce que, dès le principe, les cellules primordiales étaient viciées ; aussi cette diathèse héréditaire au premier chef, peut se développer d'emblée chez un sujet qui n'a point commis d'excès, qui n'a point abusé du travail et qui n'a jamais connu cet épuisement qui résulte d'une fatigue exagérée.

Il y a donc ici un cercle vicieux. Le trouble de nutrition engendre la maladie, mais il est souvent engendré lui-même par une influence nerveuse.

Il faut donc reconnaître à la goutte une double origine : et c'est ici que nous nous rencontrons pleinement avec l'auteur des pages qu'on va lire.

M. Dyce Duckworth, dans un plaidoyer fort habile, a réuni les principaux arguments qui militent en faveur de l'origine nerveuse de cette maladie humorale. Il a déployé un grand luxe d'érudition, pour rassembler les opinions des principaux auteurs qui peuvent lui prêter un appui ; il a formulé enfin des conclusions qui méritent d'être prises en sérieuse considération. On peut cependant lui reprocher d'avoir voulu localiser sur un point limité de l'axe cérébro-spinal, les lésions primordiales d'une maladie essentiellement générale, et qui restera toujours, quoiqu'on fasse, le type le plus achevé des diathèses. L'auteur a subi sous ce rapport l'influence d'une mode aujourd'hui trop répandue ; mais il n'en est pas moins vrai que son travail, plein d'aperçus ingénieux et de vues profondes, mérite de fixer l'attention de tous les observateurs sérieux.

On doit donc féliciter M. le docteur Sordes d'en avoir donné une traduction fidèle, qui la met à la portée des lecteurs Français, et qui sera certainement accueillie avec faveur par le public médical.

B. BALL

Paris, le 18 mars 1884.

AVERTISSEMENT

Dans un premier travail qui a paru dans le « Brain » en avril 1880, Dyce Duckworth étudie exclusivement l'étiologie de la goutte, il réfute les principaux arguments qui font de cette diathèse une affection dyscrasique et démontre que la goutte doit être considérée comme une affection *neuro-humorale*.

Dans un deuxième article qui a paru dans le « British médical journal », en mars 1881, cet auteur, reprenant, en partie, les arguments déjà développés dans le premier travail, fait une nouvelle étude de l'étiologie de la goutte : il conclut, ici, que la goutte n'est autre qu'une affection nerveuse, une tropho-névrose.

Nous avons cru qu'il serait de quelque utilité pour le public médical français de connaitre les arguments que Dyce Duckworth fait valoir en faveur de ses conclusions. C'est dans ce but que nous avons traduit ces deux «*plaidoyers*». Nous les avons réunis en une seule brochure et leur avons donné le titre de « *Théorie nerveuse de la goutte* » qui répond assez exactement à l'idée que l'auteur se fait de l'étiologie de cette affection.

Nous avons traduit le plus fidèlement possible le texte de ce travail ; mais certaines explications, certains développements nous ayant parfois paru nécessaires, nous avons fait suivre plusieurs passages de cette étude de diverses annotations, sous forme de renvois.

La traduction de cette œuvre remarquable de Dyce Duckworth gagnera ainsi, en clarté et en précision.

Dr. A. SORDES,

Tarare, le 10 janvier 1884

PLAIDOYER

EN FAVEUR DE LA

THÉORIE NERVEUSE DE LA GOUTTE

Par DYCE DUCKWORTH, M. D. EDIN

Agrégé du Collége royal de Médecine
Médecin assistant à l'hôpital Saint-Barthélemy.

> Quant aux difficultés et aux points délicats se rapportant à la maladie elle-même....., je laisse au temps, guide de la vérité, le soin de les éclaircir et de les expliquer.
>
> *Traité sur la goutte et l'hydropisie*, Sydenham, 1683.

Je vais m'efforcer, dans cet essai, de développer quelques arguments qui tendent, à mon point de vue, à démontrer que la goutte est une maladie d'origine nerveuse.

Et, d'abord je désire me justifier d'un reproche qu'on pourrait adresser à l'auteur qui cherche à propager une telle manière de voir. Je déclare donc qu'en général je ne suis lié à aucune théorie médicale exclusive, que je ne suis pas un neuro-pathologiste systématique, et que je cherche toujours en médecine l'exactitude et la vérité. Ce point bien établi, je puis passer outre.

Avant d'aborder de front mon sujet, je tiens à faire remarquer que j'ai été l'élève et l'intime ami, pendant de longues années, de feu le professeur Laycock. Je me suis efforcé de me pénétrer, après un sérieux examen, des doctrines qu'il a établies sur de nombreuses questions d'un grand intérêt, tant au point de vue pratique qu'au point de vue théorique. J'ai conservé précieusement ces théories et les ai appliquées chaque jour aux divers cas que j'ai pu observer dans le cours de ma carrière hospitalière. Par mes soins, elles ont donc été soumises à un contrôle rigoureux et de tous les instants.

« La goutte est, avant tout, et très-manifestement, une névrose, » ainsi m'écrivait Laycock un an avant sa mort. Son illustre prédécesseur, dans la chaire de médecine pratique, à Edimbourg, Cullen, professait la même doctrine.

« La goutte, disait-il, est évidemment une affection de cette partie du système nerveux dans laquelle réside la puissance motrice générale. Ses causes occasionnelles ou constitutives sont, le plus souvent, toutes celles qui agissent directement sur les nerfs ou le système nerveux central ; et il est manifeste, que la plupart des symptômes de la goutte atonique, larvée ou rétrocédée, sont sous la dépendance du même système. Ce qui nous conduit à étudier la nature de cette affection dans les lois du système nerveux et surtout dans les changements apportés dans l'équilibre de ses différentes parties. Les diverses pyrexies qui ont leur source dans le système sanguin sont le plus souvent accompagnées d'un trouble considérable du système nerveux : *pyrexie et névrose* sont donc deux facteurs plus ou moins liés l'un à l'autre. La goutte, en tant que maladie inflammatoire, peut être donnée pour type des affections dans lesquelles ces deux éléments se confondent. Comme le rhumatisme, elle fait partie des pyrexies ; mais elle est sur la limite entre les pyrexies et les névroses, et montre mieux qu'aucune autre pyrexie les caractères d'une affection nerveuse » (1).

Cullen ajoute que sa théorie de l'origine de la goutte lui fut inspirée par les travaux de Stahl (2).

Depuis ces dernières années, on a réalisé de grands progrès dans l'étude des affections nerveuses ; et tout récemment, en particulier, la lumière s'est faite sur diverses maladies articulaires que l'on peut maintenant, avec certitude, attribuer aux désordres du système nerveux central.

Peu d'écrivains ont abordé ce sujet depuis que le professeur Laycock fit connaître sa théorie qu'il n'a, à vrai dire, jamais développée d'une manière bien complète.

La description la plus remarquable qu'il ait faite, à ce sujet, est la suivante : « Une activité excessive du système nerveux ou d'une de ses parties est, à un haut degré, une cause prédisposante des névroses, aussi bien que de quelques autres maladies générales..... Cette activité exagérée, quand elle est habituelle ou longtemps conti-

(1) *First Lines of the Practice of Physic.* Vol. ii, part, i, chap. XIV, Edited by John Thompson M. D. Edin. 1827.
(Premiers éléments de médecine pratique).

(2) *Theorica Medica vera*, etc. G. E. Stahl (Halle, 1737). « De Doloribus Spasticis Arthritico-Podagricis. » § XXXVIII, p. 1040.

nuée, peut avoir pour résultat de développer les tendances héréditaires. C'est ainsi qu'un grand travail intellectuel, l'alcoolisme, la tension de certains nerfs, et autres cas semblables chez les parents, se manifestent souvent chez les enfants sous forme de névroses. Ici, l'influence des centres nerveux sur les forces nutritives des tissus est manifeste, comme dans la folie héréditaire, l'épilepsie, l'hystérie, l'angine de poitrine, et même, *en général, les affections goutteuses* dont les premières manifestations sont l'expression d'une dégénération nerveuse dans la nutrition et la transformation de certains tissus. (1)

Citons brièvement les quelques travaux que j'ai signalés plus haut. Le premier est un article publié par le Dr. Austin Meldon de Dublin (2) dans lequel il critique la théorie de l'acide urique comme n'expliquant pas parfaitement l'origine de la goutte. Il cite des faits qui prouvent, et c'est une chose reconnue, que l'acide urique et les urates peuvent exister dans le sang en grande quantité sans produire la goutte, et sans être le résultat de la goutte ou d'une hérédité goutteuse, et il invoque la théorie nerveuse de Cullen « pour compléter la chaîne ». Voici sa théorie : Il croit que la présence dans le sang de l'acide

(1) *The principles and Methods of Medical observation and research*, Edid. 2 (Edin, 1864) p. 338.
Principes et méthode de l'observation et de la recherche en médecine.

Laycock pressentait déjà, avec son grand talent de clinicien, le rôle du système nerveux dans certains états pathologiques et principalement dans les affections par ralentissement de la nutrition, parmi lesquelles il faut placer la goutte, ainsi que l'a magistralement démontré Bouchard. (Note du traducteur).

(2) *The Lancet*, vol. ii (1872) p. 115.

urique et de la soude constitue, en quelque sorte, la prédisposition goutteuse. « La force nerveuse, dans les conditions normales, maintient ces deux principes séparés et à
l'état soluble, de manière à pouvoir être éliminés par la
peau, les reins ou la secrétion intestinale. Aussitôt, par
conséquent, que cette influence nerveuse diminue, ces
deux substances se combinent dans les tissus les plus
éloignés des centres nerveux et circulatoires. L'irritation inflammatoire développe, dans le système nerveux,
une énergie plus grande ; et l'affection, pour quelque
temps, est enrayée. » Le Dr. Meldon insiste fortement
sur le fait des attaques le plus souvent nocturnes, alors
que la force nerveuse et la circulation sont affaiblies, sur
les symptômes observés du côté du gros orteil, et note
l'état remarquable de dépression de la puissance nerveuse
comme un facteur important dans la production de ces
phénomènes. Cette théorie est donc une théorie mixte ou
neuro-humorale.

La seconde, à laquelle j'ai fait allusion, est particulièrement remarquable. Je veux parler de la théorie que le
Dr. Edward Liveing a publiée dans son étude magistrale
au sujet de la migraine. Discutant les rapports de la
migraine avec les autres affections et ses diverses formes
symptomatiques, il observe que, dans l'histoire de la
goutte, il y a de nombreux caractères qui semblent
donner à cette affection le cachet d'une véritable névrose.

En effet, son hérédité, sa limitation à certains âges et à
un sexe, sa périodicité, sa brusque invasion, ses changements soudains et ses rapports remarquables avec

divers troubles nerveux qui deviennent parfois la seule expression de la goutte, jusqu'à l'accès lui-même, avec son apparition brusque et nocturne, que le Dr. Todd avait coutume de comparer à un accès d'asthme ou à une crise d'épilepsie, sont autant de particularités qui semblent confirmer cette manière de voir. De plus, bien que la présence de l'acide urique dans le sang des goutteux ne soit plus un argument bien probant, et que cette présence soit facilement décelée, on est loin d'avoir prouvé, pour ne rien dire de plus, que les autres phénomènes de la goutte soient sous la dépendance de ce symptôme auquel ils sont associés. Du reste, l'acide urique n'existe-t-il pas encore en excès dans d'autres conditions pathologiques qui n'ont toutefois aucune analogie avec la goutte ? En somme, on est autorisé à penser que la goutte, sous ses différentes formes, est la manifestation d'un désordre qui a son point de départ dans le système nerveux lui-même.

Il n'est pas plus difficile de concevoir l'inflammation et la douleur comme les effets d'un trouble nerveux dans l'arthritis, ou dans cette affection analogue : l'herpès zoster, que d'admettre la présence du sucre dans le diabète, consécutif à la piqûre du plancher du 4ᵉ ventricule.

L'on peut admettre de même, chez les goutteux, que l'excès d'acide urique peut être produit ou retenu dans l'organisme sous une pareille influence » (1).

A ce sujet, Sir James Paget (2), fait remarquer que

(1) *On megrim, Sick-Headache, and some allied Disorders*, by Edward Liveing M. D. Cantab (London, 1873) p. 404. Migraine, céphalalgie et troubles divers qui leur sont associés.

(2) *Clinical Lectures and Essays*. Edit. 2, 1879, p. 382 — Leçons et Essais cliniques.

dans tous les cas de goutte, les troubles du système nerveux, quels que soient leur siège ou leur forme, peuvent être regardés comme des facteurs de la diathèse. Il y a lieu de croire, ajoute-t-il, que les changements survenus dans les centres nerveux déterminent le siège de la goutte dans chacune de ses invasions ; tandis que les changements dans les rapports du sang et des tissus déterminent la marche et les effets de la maladie ; et qu'on peut expliquer ainsi la symétrie des manifestations de la goutte, symétrie tantôt bilatérale, tantôt antéro-postérieure, ainsi que ses phénomènes métastatiques. Mais l'étude de ces changements est un chapitre de la pathogénie de la goutte qui n'est pas encore entré dans le domaine de la clinique (1).

Dans un article publié l'année dernière, dans le 15ᵉ volume des rapports de l'hôpital St-Barthélemy (2), je faisais allusion à ces idées de Cullen, Laycock et Liveing, et je citais l'enseignement de Laycock sur cette question, montrant qu'il considérait les troubles chimiques de la goutte comme un simple épiphénomène d'une névrose, dont l'action serait de beaucoup prédominante ; et je m'aventurais à prédire que les assertions de Cullen seraient sous peu vérifiées et justifiées d'une manière plus complète. — Ces idées de Cullen ont été vigoureusement combattues par le Dʳ Garrod dans son ouvrage

(1) *Studies of some Irregular Manifestations of Gout'* (1879), p. 93. Etudes sur quelques manifestations irrégulières de la goutte.

(2) M. Spencer Wells appelle l'attention sur la prédominance du système nerveux chez les goutteux, et sur l'influence de son jeu irrégulier comme une cause des symptômes paroxystiques. *Practical observations on Gout*, etc. (1854) p. 21. — Observations pratiques sur la Goutte.

2

classique sur la goutte, mais j'ose croire qu'avec les nouvelles preuves que l'on a produites, et la lumière qui s'est faite à la suite des diverses doctrines modernes établies depuis Cullen, la théorie de l'illustre Professeur, légèrement modifiée, peut légitimement être soutenue aujourd'hui.

La goutte a certainement été considérée, pendant long-temps, comme une affection d'origine purement humo-rale ; et bien que les idées de Cullen tendissent à rejeter la théorie d'un état pathologique spécial des liquides organiques, il ne semble pas qu'on ait porté une grande attention à l'influence nerveuse sur l'étiologie de cette affection. Ses disciples ont insisté plus particulièrement sur la partie de sa théorie qui mettait en jeu l'état tonique ou atonique des organes. Cullen pensait que la perte de tonicité se produisait aux extrémités, et que cet état atonique se communiquait à tout l'organisme et spécia-lement à l'estomac. Il pensait que la nature recouvrait la tonicité perdue en déterminant aux extrémités une irritation inflammatoire.

De là, il développait des théories plus risquées pour expliquer les différentes formes de goutte, telles que la goutte atonique, anomale, rétrocédée. Les opinions qu'il émettait, sont considérées de nos jours comme peu sé-rieuses, et leur auteur est naturellement regardé comme une autorité sans valeur (1).

(1) L'école des solidistes, représentée par Cullen, qui regardait la goutte comme une affection du système nerveux, n'a jamais pu se défendre des attaques des diverses théories humorales.

Senator, *Ziemssen's Cyclopædia* : Art. Gout, p. 101, Eng. Trans-lation.

Telle n'est pas ma manière de voir, et je pense que l'on peut, avec quelque utilité, retirer de l'oubli ces idées que Cullen a autrefois professées et qui tendaient à démontrer que la goutte était d'abord · une affection de tout l'organisme, dépendant d'une certaine conformation générale et de la manière d'être de l'individu (1) ; et en second lieu qu'elle est manifestement une affection du système nerveux.

Les recherches plus modernes du docteur Garrod semblaient devoir placer la pathogénie de la goutte sur une nouvelle base humorale mieux assurée. Les faits qu'il a signalés touchant la fonction excrétoire du rein, par rapport à l'acide urique et la relation qui existe entre l'acide urique et la goutte, n'ont jamais été contredits et constituent, dans la science médicale, un véritable progrès qui demeurera toujours associé à son nom d'une manière très-honorable.

Cependant Garrod, avec une réserve digne de sa haute position scientifique, avoue que sa théorie est en elle-même insuffisante à expliquer tous les phénomènes de la goutte. Il s'est efforcé de produire toutes les objections qu'on peut émettre à l'encontre de sa propre théorie, et cela, il faut l'avouer, avec beaucoup de talent et d'habileté. Mais nulle part, dans son remarquable ouvrage, il n'avance une théorie basée sur l'intervention d'une influence nerveuse, et il ne cherche pas non plus à combattre les idées particulières de Cullen sur le trouble spécifique des centres nerveux. Sir Charles Scudamore,

(1) *Op. cit.* part. DXXX.

dans sa critique des idées de Cullen, ne tint aucun compte, lui non plus, de ces symptômes du côté du système nerveux, et adopta une théorie humorale dont le point de départ était l'estomac (1). Plus récemment encore, feu le Dr. Murchisson se rallia entièrement à la théorie humorale de la goutte et s'exprima en ces termes : « Je crois que ce qu'on appelle « diathèse goutteuse » est toujours l'indice et le résultat d'une affection du foie, et que la plupart des symptômes, communément rapportés à la goutte, seraient plus justement attribués au trouble hépatique..... La goutte elle-même est simplement un des résultats de la présence dans le sang de l'acide urique » (2). En somme, jusqu'ici, l'idée que la goutte pouvait être une manifestation d'un trouble de l'innervation ne paraît pas avoir été examinée, ni approfondie sérieusement.

Dans une intéressante communication au sujet des rapports de l'acide urique et de la goutte, le docteur Ord (3) émet l'idée que cette affection est une forme spéciale de dégénération ou un défaut d'organisation des tissus dans les organes éloignés et d'une *basse* vascularité. Il croit que les dépôts uratiques sont un produit de désassimilation locale ou générale et qu'on ne doit pas

---

(1) *A Treatise on the Nature and Cure of Gout and Gravel*, édit. IV (1823), pp. 10 and 147.
Traité sur la nature et la guérison de la goutte et de la gravelle.

Cullen disait encore que l'estomac se trouvait atteint par la goutte plus fréquemment et avec plus d'intensité que tous les autres organes internes; mais il rejetait toute connexité entre ce phénomène et la pathogénie humorale. (Note du traducteur.)

(2) *Lectures on Diseases of the Liver*, Edit. 2 (1877), p. 568.
Leçons sur les maladies du foie.

(3) *Medical Times and Gazette*, vol. I (1874), p. 233.

attacher de signification particulière à leur élimination par le sang ; bien plus, que le processus local n'est pas sous la dépendance de ces dépôts ; et que ces derniers ne sont nullement un produit de l'inflammation. Il reconnaît l'influence nerveuse jusqu'au point d'affirmer que « tous les auteurs, d'une manière ou de l'autre, admettent l'influence directe du système nerveux. » (Opinion que je puis difficilement accepter). Il ajoute, au sujet des symptômes locaux de la goutte, que « les dégénérescences et l'inflammation tendent à infecter le reste de l'organisme à l'aide de la circulation, *et à développer des phénomènes semblables sur d'autres points par une action nerveuse réflexe.* »

La théorie du docteur Ord est donc principalement humorale et il s'occupe surtout à combattre les idées de Garrod (1).

(1) A cette série de citations faites avec un luxe d'érudition vraiment remarquable, il est bon d'ajouter que Braun, un des traducteurs de Gairdner, a aussi invoqué les phénomènes nerveux prodomiques, l'intermittence des accès qui composent une même attaque, ainsi que la nature névropathique des accidents métastatiques, pour faire de la goutte une névrose ayant son point de départ dans une irritation des terminaisons périphériques des nerfs.

Nous devons, ici, encore une place à Graves, celui que Trousseau, affectait d'appeler son maître. C'est lui qui a, le premier, compris que les impressions anormales peuvent retentir sur un segment quelconque de la moëlle et déterminer, à distance, des troubles du mouvement et de la sensibilité ; il a créé, en un mot, la classe des paralysies périphériques ou reflexes. La névralgie goutteuse, dit-il, encore, est une phlegmasie spécifique d'une branche nerveuse qui peut s'étendre et intéresser certains organes et même la moëlle et déterminer ainsi certaines paralysies. D'autrefois, elles produisent sur la moëlle, ou sur ses enveloppes, des modifications qui aboutissent au ramollissement ou à la dégénérescence. Il nous a paru de quelque intérêt de résumer les idées de Graves sur les paralysies reflexes, bien qu'elles ne se rattachent qu'indirectement aux idées de Dyce Duckworth. (Note du traducteur).

Discuter plus en détail la question de l'élément humoral dans la pathogénie de la goutte, tel n'est point le but de ce travail.

Un fait incontestable c'est que, jusqu'ici, aucune théorie n'a été produite qui puisse embrasser tous les phénomènes multiples de la goutte. Le plus grand progrès des recherches modernes a été d'établir, avec certitude, dans le plus grand nombre des cas, les rapports particuliers de la goutte avec l'acide urique ; ce point admis, nous sommes évidemment autorisé à conserver une partie de la pathogénie humorale dans notre conception de la maladie. Mais il reste encore beaucoup à faire pour élucider les causes de cette insuffisance rénale, causes qui doivent être prises en sérieuse considération pour se rendre un compte exact de la pathogénie de la goutte.

La meilleure manière d'aborder l'argumentation que je me propose de développer, est évidemment de passer en revue les caractères propres aux névroses en général, et d'examiner, comparativement, jusqu'à quel point la goutte, dans ses formes bien confirmées, se rapproche de ces caractères.

Avant de procéder à cette analyse, je voudrais d'abord affirmer que la goutte est quelque chose autre que le simple résultat d'un trouble dans les proportions de l'acide urique, qu'elle consiste en quelque chose de plus qu'en une aberration de chimie animale, qu'elle ne doit être regardée, en aucune façon, comme une conséquence d'un trouble gastrique ou hépatique, et qu'elle n'est pas l'apanage exclusif des viveurs et des buveurs intempérants, durant l'âge mûr ou la vieillesse ; car on sait très-bien qu'elle affecte aussi quelquefois, durant leur jeunesse, l'ambitieux et le laborieux mercenaire. Evidemment, en acceptant même (et c'est beaucoup) tout ce qu'il y a de vrai dans ce qu'on peut appeler la pathogénie chimique de la goutte, on est obligé de regarder au-delà. Les recherches sur la nature et les fonctions du système nerveux, portées au point où elles l'ont été ce dernier quart de siècle, viennent en aide à cette partie de notre enquête ; par elles, nous avons appris deux choses d'une importance capitale au sujet des névroses : d'abord qu'elles peuvent être primitives ou centrales ; en second lieu, qu'elles sont parfois secondaires ou consécutives. En d'autres termes, on peut affirmer qu'une névrose existe ou a de la tendance à s'implanter, qu'elle sera transmise et perpétuée par l'hérédité, et qu'il se formera ainsi une tendance diathésique ; ou bien, par suite d'une espèce de toxicohémie ou dégénération sanguine, il s'établira une névrose secondaire ou consécutive.

J'essaierai de prendre cette base pour soutenir la théorie nerveuse de la goutte.

Représentant un mode particulier, ou plutôt un certain état d'évolution morbide de la force nerveuse, les névroses s'implantent sur un individu comme une partie de sa nature intime. Elles lui appartiennent en propre et le caractérisent au même titre que les traits de son visage et sa physionomie tout entière. Une névrose ainsi implantée est, pour ainsi dire, l'enseigne d'un état pathologique de l'axe cérébro-spinal. Une névrose est donc une disposition ou tendance particulière, de la part du système nerveux ou d'une de ses portions, vers une évolution ou manifestation morbide des fonctions nerveuses. Il n'est pas nécessaire qu'il existe une lésion organique, directement appréciable à la vue, il suffit d'une condition plus ou moins bien établie, qui soit susceptible d'entrer en jeu sous l'influence d'un excitant approprié.

Un caractère propre aux névroses est qu'après avoir frappé d'abord l'individu, elles tendent à se transmettre par l'hérédité. On a allégué que la femme est mieux pré-disposée aux névroses que l'homme ; mais les faits sont loin de venir à l'appui d'une opinion aussi hardiment avancée. Certaines névroses paraissent dominer plus fré-quemment chez l'homme et d'autres chez la femme ; bien plus, pour les cas communs aux deux sexes, les manifes-tations nerveuses se montrent à des époques différentes de la vie.

C'est ainsi que l'on voit éclater des désordres nerveux aux diverses périodes climatériques septennales, au mo-ment de la dentition, de la puberté, et, souvent, durant la grande climatérique. En sorte, qu'un caractère de pério-dicité s'attache aux névroses, en général.

De plus, un des symptômes les plus saillants des affections nerveuses consiste en une tendance paroxysti-que. On aura donc un élément chronique, avec une propension aux poussées aiguës.

On sait parfaitement qu'une loi d'alternance ou de

substitution gouverne les névroses ; c'est ainsi qu'on rencontre certaines affections chez les parents ou les ancêtres, et d'autres, également d'origine nerveuse, dans les branches collatérales ou chez les descendants. On aura donc différents types d'impression nerveuse à combattre. Ces conditions latentes sont plus ou moins portées à entrer en activité selon les diverses circonstances.

Il n'est pas difficile de comprendre la marche suivie par l'affection nerveuse quand elle s'est établie chez un individu et qu'elle lui a imprimé son cachet ; mais il n'est pas aussi aisé de concevoir le mode d'implantation d'une telle tendance morbide. Quoi qu'il en soit, l'affection a toujours son origine dans l'individu chez lequel, ensuite, elle se développera, subira des modifications ou sera parfois modifiée.

Une activité excessive du système nerveux ou d'une de ses parties est à un haut degré, comme l'a montré Laycock, une cause prédisposante des névroses. Un surmenage habituel ou longtemps prolongé développe ainsi les tendances héréditaires. Par exemple, *un travail mental exagéré, la gourmandise, les habitudes d'ivrognerie, la débauche et autres mauvais penchants qui se seront développés chez les parents, se manifesteront chez les enfants sous forme de névrose et de tendance névrotique.* Les cas à citer ne manquent pas ; mais, avant tous les autres, vient la goutte avec ses manifestations multiples et variées. Au point de vue particulier dont je m'occupe, la goutte apparaît comme une névrose diathésique ; et un anneau, longtemps absent dans la chaîne de ses phénomènes, est aujourd'hui retrouvé.

J'ai déjà dit qu'il y a de sérieux motifs pour conserver comme un *chapitre de la pathologie de la goutte*, une hypothèse humorale ; et on peut, je crois, la formuler et la mettre en lumière de la manière suivante. En admettant que la goutte est le produit d'une affection des centres nerveux, nous aurons les manifestations ordinaires de cette affection avec plus ou moins d'intensité. C'est ce que nous pouvons appeler la goutte primitive ou centrale. La tendance vers cette affection peut être transmise ou modifiée, il est même permis de croire qu'elle peut disparaître.

Chez d'autres individus, la goutte peut « recevoir tout son développement » là où il n'y avait d'abord ni affection, ni tendance névrotiques. On dit vulgairement qu'un malade acquiert la goutte en vivant bien et en mangeant plus qu'à son appétit. Dans ce cas, un état morbide se développe dans le sang ; l'excès d'acide urique se généralise et l'hyperinose est constituée.

Mais n'y a-t-il rien de plus ? Est-ce assez pour produire tous les symptômes cliniques que nous observons chez les goutteux ? Je ne le crois pas. Aussi devons-nous, ici, élargir notre point de vue et invoquer la coopération du système nerveux. N'ayant rien trouvé jusqu'ici qu'un état de toxicité sanguine, nous devons abandonner la pathogénie humorale et examiner les effets de la dyscrasie du sang sur les centres nerveux. Et, comme guide naturel de cette étude, nous n'avons qu'à examiner les états analogues de toxicohémie, en même temps que leurs effets sur les centres nerveux. La nutrition de ces derniers est entièrement modifiée par les conditions pathologiques du

système circulatoire, et cet état toxique se traduit sous
forme de convulsions ou autres symptômes d'origine
nerveuse.

Je crois donc qu'on peut admettre l'existence d'une
affection secondaire d'une partie des centres nerveux
comme une conséquence d'un trouble *ab intra* de la circulation, et expliquer ainsi la marche et les symptômes
particuliers d'une attaque de goutte. Nous pouvons
appeler celle-ci goutte secondaire ou acquise.

Il est bon de faire remarquer, ici, que dès qu'une
névrose diathésique se manifeste, elle imprègne dès lors
tout l'organisme (1).

Il serait intéressant d'étudier, côte à côte avec les
manifestations goutteuses, les nombreuses affections articulaires ou arthropathies qui sont regardées, depuis ces
derniers temps, comme une affection d'origine franchement spinale, c'est-à-dire de nature nerveuse. Il paraît
impossible d'enlever à l'arthrite goutteuse cette connexité.
Et si l'on accorde que cette forme particulière, qui n'est
qu'une des phases multiples de l'affection, est sous la
dépendance directe et irrécusable du système nerveux,
on enlève ainsi la plus grande partie des difficultés qui
entravent la théorie nerveuse de la goutte. Je ne crois pas
qu'il y ait eu de plus grand obstacle à une acceptation
plus générale de cette théorie, que l'impossibilité jusqu'à

---

(1) La fréquence et la gravité de la goutte en Angleterre s'explique
facilement par l'hypothèse de l'influence nerveuse. Les causes ordinaires de la goutte : — la bonne chère, l'abus des liqueurs fortes
(bière et vin) — jointes à une grande énergie mentale, ont certainement une influence prépondérante, surtout dans les hautes classes, en
Angleterre, plutôt qu'en Ecosse ou en Irlande. (Note du traducteur).

ce jour de rattacher la disposition arthritique à une forme quelconque de névrose. Tant d'autres manifestations de la goutte, même parmi les moins évidentes, se rattachent si bien à l'influence nerveuse, que les divers symptômes, dans leur ensemble, vont se mettre plus naturellement à leur place.

Il n'est que juste, toutefois, d'ajouter que des médecins éminents ont, longtemps avant ce jour, aperçu l'action spéciale de l'influence nerveuse sur les articulations ; et celle de l'affection arthritique sur les centres nerveux. La relation qui existe parfois entre le rhumatisme (1) fébrile et la chorée est un exemple de ce phénomène, ainsi que le docteur Liveing l'a montré (2).

Une grande lumière a été faite, ces dernières années, sur les arthropathies d'origine spinale, à la suite des

(1) M. le professeur Ball, dans sa préface, ne paraît pas éloigné de penser que le rhumatisme, comme la goutte, est tributaire de certains désordres généraux du système nerveux. Charcot lui-même, dans les annotations dont il a illustré l'ouvrage de Garrod, dit à ce sujet : « A ne considérer même que le siège primitif des affections locales, ainsi que le mode d'envahissement successif des jointures, il existe, entre la goutte parvenue à une certaine époque de son évolution et le rhumatisme articulaire chronique *d'emblée*, de forme progressive, envisagé, à son début, des traits de ressemblance et des caractères distintifs qu'il n'est pas sans intérêt de signaler. »

Garrod lui-même dit (p. 47), qu'il n'existe d'ailleurs aucun motif pour qu'un malade qui, dans sa jeunesse, a été sujet au rhumatisme articulaire aigu, ne soit pas soumis, par la suite, à la diathèse goutteuse.

Spencer Wells (London 1854), cite un cas de rhumatisme articulaire aigu développé pendant le cours d'un accès de goutte ; il cite encore un cas de rhumatisme articulaire aigu chez un sujet atteint de goutte chronique. (Note du traducteur).

(2) Liveing, op. cit. p. 247. Weir Mitchell, Charcot, etc.

recherches de Charcot, Ball, Weir Mitchell et du docteur Ord. Ce dernier a récemment combattu en faveur d'une révision plus scientifique de nos théories actuelles sur la pathogénie de l'ostéo-arthritis ou rhumatisme goutteux.

Sans avoir approfondi la question, le Dr Noël Guénau de Mussy, de Paris, disait, il y a quelques années, que cette dernière affection avait des rapports manifestes avec la goutte, et qu'elle en était un dérivé. Mais il n'admettait en aucune façon que le rhumatisme goutteux fût un composé de rhumatisme et de goutte (1).

Les idées du Dr. Ord ne sont pas seulement ingénieuses, elles concordent encore d'une façon remarquable avec des faits cliniques bien observés, mais non encore coordonnés et classés.

Comme le remarque sir James Paget, les modifications dans les centres nerveux qui tiennent sous leur dépendance les déterminations locales de la goutte, sont un chapitre de la pathologie de cette affection, qui n'est pas encore du domaine de la clinique. Ils n'offrent donc jusqu'à présent rien de plus qu'un intérêt spéculatif, mais on gagnera beaucoup à poursuivre, dans ce sens, les recherches déjà si fructueuses.

Quant à la partie de la moëlle affectée, dans les cas d'artropathie qui se manifestent dans l'ataxie locomotrice, il existe diverses opinions. Charcot en a placé le siége dans les cornes antérieures de la moëlle. Le Dr. Buz-

(1) M. Hutchinson croit à une même « base diathésique » pour la goutte et l'ostéo arthritis.

zard, lui, n'admet pas cette manière de voir ; et, guidé par la relation remarquable qui existe si fréquemment entre les troubles gastriques et les douleurs articulaires dans cette affection, relation déjà observée par le Dr Ball, (1) il a invoqué une lésion scléreuse qui porterait sur les racines du nerf vague, dans la moëlle allongée, et qui serait en étroite relation avec un centre trophique localisé en ce point et tenant sous sa dépendance les systèmes osseux et articulaire. Il indique ensuite le lien qui existe ainsi entre les maladies articulaires et les diverses métastases qui peuvent se montrer du côté du cœur dans le rhumatisme fébrile, ainsi que les symptômes d'hyperpyrexie qui apparaissent quelquefois dans les mêmes circonstances (2).

Nous avons encore à rechercher ce centre trophique hypothétique des articulations ; mais, en attendant, nous avons le droit d'élever notre point de vue et de diriger notre attention vers la haute portée de l'annonce d'un centre trophique de cette nature.

Le savant parti d'une hypothèse arrive parfois à une découverte.

C'est ce que dit Laycok : « Une analogie conduit assez souvent, par une suite de recherches et de groupements des phénomènes, à une autre analogie, et quelquefois, par voie de progression, à une découverte » (3).

(1) *Med. Times and Gazette*, vol. ii (1868) vol. ii 1869, p. 498.

(2) En parlant de la mort, si fréquente dans l'hyperpyrexie rhumatismale, le docteur Maclagan, dont l'étude sur le rhumatisme a été magistralement traduite par le docteur Brachet (d'Aix), dit que la terminaison fatale, dans ce cas, est due à des troubles importants des centres nerveux. (Note du traducteur.)

(3) Laycock, op. cit. 190.

Il me reste maintenant à montrer, plus en détail, comment les phénomènes de la goutte se rapportent aux manifestations confirmées des névroses en général.

On peut déclarer, je crois, que l'argumentation en faveur de l'élément névrotique, dans la goutte vraie, n'est pas difficile à établir.

Il y a lieu de remarquer tout d'abord la tendance marquée de la goutte à être transmise par l'hérédité, ce qui est notoire. La maladie peut venir du père ou de la mère et présenter les traces d'autres affections ou tendances morbides provenant des ancêtres. L'attaque peut se montrer sous une forme légère ou grave, et peut être ouvertement différée jusqu'à la première période climatérique.

Ainsi, les vraies premières attaques de la goutte peuvent ne pas se faire sentir jusqu'à l'âge de soixante ans ou de plus de quatre-vingts ans (1). Dans ces cas là, néanmoins, je suis convaincu que plusieurs indices peu apparents de l'affection ont passé inaperçus durant les années précédentes ; mais leur ensemble n'échappera pas à l'œil exercé d'un clinicien. En règle générale, la manifestation goutteuse se montre à des âges particuliers pour chaque sexe ; le plus souvent durant la quatrième période décennale chez l'homme et la cinquième chez la femme. Mon expérience personnelle me porte pourtant à croire que la goutte est de plus en plus fréquente chez l'homme au commencement de la troisième période décennale.

Certaines particularités de la transmission goutteuse

(1) Un exemple célèbre de la tardive apparition des premiers accès de goutte est celui de Franklin, qui éprouva les premières atteintes de la maladie à 75 ans. (Note du traducteur).

méritent d'être étudiées. M. Hutchinson a appelé l'attention sur l'une d'elles dans une intéressante conférence
publiée il y a quatre ans (1). Il y exprime sa croyance que
ce qui est transmis n'est pas la dyscrasie goutteuse elle-
même avec toute son activité, mais plutôt une susceptibilité spéciale à l'endroit de certaines causes excitantes,
avec un trouble particulier des organes d'assimilation et
d'excrétion qui les rend incapables d'agir sur certains
principes alimentaires. Or, cette susceptibilité spéciale à
l'égard de causes excitantes bien définies, n'est, ni plus ni
moins, qu'une particularité nerveuse dont le principal caractère est la facilité à se transformer en diverses manifestations morbides, *l'instabilité,* en un mot. Telle est, à
mon avis, la névrose goutteuse. M. Hutchinson croit, en
outre, que la goutte se montre plus souvent et d'une manière plus marquée chez les membres jeunes que chez
les membres âgés d'une famille goutteuse, la diathèse se
fortifiant chez les parents à mesure qu'ils avancent en
âge.

Je crois pouvoir confirmer cette observation (2). La
ressemblance à l'ascendant goutteux a été spécialement
remarquée chez les enfants les plus atteints par l'affection (3). Chez les autres membres de la famille, les
symptômes goutteux peuvent exister, mais à un moindre

(1) *Medical Times and Gazette,* vol. i, p. 543, (1876).

(2) Des faits à l'appui sont produits par M. Spencer Wells, op. cit.
p. 18.

(3) *Medical Notes and Reflexions on Hereditary Diseases;* Sir
Henry Holland. Bt. MD FRS. Edit. III, 1855, p. 29.
Notes et réflexions médicales sur les maladies héréditaires.

degré. Tous faits parfaitement en accord avec les lois ordinaires de la transmission héréditaire. Le docteur Wickham Legg a appelé l'attention sur ce fait, que la goutte, de même que l'hémophilie, la paralysie pseudo-hyperthrophique de Duchenne et quelques autres affections, est assez souvent transmise par les femmes, tout en frappant de préférence les enfants mâles, la mère elle-même étant indemne de l'affection.

Un caractère remarquable des affections goutteuses est leur invasion soudaine. Comme dans l'épilepsie (1), il arrive assez souvent que le patient est remarquablement dispos et éprouve un réel sentiment de *bien-être* (2) avant que l'attaque ne prenne subitement la place. Cette euphorie, ou satisfaction physique trompeuse, est elle-même un symptôme de troubles nerveux. Ce caractère explosif appartient en propre à plusieurs névroses et se montre dans différentes affections, telles que l'angine de poitrine, l'asthme, l'épilepsie et diverses névralgies.

L'instant choisi par l'attaque pour faire son apparition est aussi fort remarquable. La plupart du temps elle éclate de grand matin. Cela est généralement vrai pour

(1) Dans ma pratique j'ai souvent rencontré des épileptiques dans la famille des goutteux. Le fait a été signalé assez souvent par des observateurs de grands mérite : Garrod dit (p. 583) : « l'épilepsie paraît quelquefois dépendre de la diathèse goutteuse. » Rayer dit que la goutte va jusqu'à produire « la manie ou l'épilepsie. » Le docteur Savage, le docteur Crichton ont soutenu avec Rayer (congrès de Londres de 1881) la même conclusion. Autre rapprochement : l'épilepsie, comme la goutte, peut être primitive ou secondaire, héréditaire ou acquise. (Note du traducteur).

(2) Mots écrits en français dans le texte.

les formes graves et classiques et pour les manifestations les plus légères de la maladie. La même remarque s'applique à l'asthme, à l'angine de poitrine (1), à la névralgie goutteuse et à l'épilepsie. La pyrexie propre à la goutte aiguë est paroxystique avec des rémissions. Les douleurs elles-mêmes présentent ce caractère. Cette particularité rappelle à l'esprit l'influence du poison palustre sur les centres nerveux.

Cet élément paroxystique de la goutte, non moins que son élément périodique, imprime à l'affection un caractère nerveux, et la relie aux autres névroses (2).

On trouve une importante connexité de même genre dans les relations incontestables de la goutte avec diverses névroses bien connues. Ainsi, l'hémicranie est parfois distinctement une manifestation de la goutte dans les deux sexes.

Elle peut constituer à elle seule une névrose imprimée à l'individu par des parents goutteux, ou alterner chez

(1) Remarquons que les diverses manifestations que l'on classe sous la rubrique de goutte larvée : (asthme, angine de poitrine, céphalalgie, migraine, etc.), précèdent souvent les accès de podagre, d'autrefois se substituent à la diathèse elle-même et enfin, parfois, succèdent tout-à-coup à la brusque suppression des accidents aigus. Dans ce cas, on admet, généralement, que la rétrocession d'un accès de goutte engendre des fluxions subites du côté des viscères : encéphale, poumon, foie, rein ; ou bien, un trouble d'innervation du côté du cœur, ou des contractions désordonnées du tube digestif.

Or, comment expliquer, ainsi que le dit Cullen, ces alternances, ces brusques changements de la diathèse avec la théorie humorale. Ne faut-il pas faire intervenir le mécanisme des reflexes vasculaires, en un mot, l'action du système nerveux ? (Note du traducteur.)

(2) Vide Scudamore, op. cit. p. 152.

la même personne, avec des poussées goutteuses vers les articulations (1).

Il n'est pas nécessaire de chercher bien loin les rapports de l'herpès zoster avec une lésion des centres trophiques, la maladie n'étant autre chose qu'un désordre de l'innervation.

La doctrine de la métastase doit être ensuite considérée dans ses rapports avec la goutte. Les humoristes cherchent à expliquer ce fait clinique à l'aide de leur théorie ; mais elle est manifestement insuffisante à rendre compte du phénomène. Il faut admettre qu'une influence nerveuse peut seule produire la mobilité du mouvement inflammatoire. On a supposé qu'elle était due à une influence reflexe, ce que nous ne saurions admettre, sans certaines restrictions.

Une prédisposition particulière à recevoir l'impression morbide existe dans le point d'élection choisi en apparence d'une façon arbitraire. Une même classe de tissus

(1) Stahl, op. cit. § XXXVI. Trousseau. *Clin. Med. Liveing*, op. cit. etc. Sir H. Holland, op. cit. *Relation of Asthma to Gout'*, p. 36.
Relation de l'asthme par rapport à la goutte.
Hirtz (*dict. de méd. et de chir. prat. Art. Migraine*) représente la migraine comme pouvant être, chez certains sujets, l'héritage de parents goutteux.
Trousseau disait que la migraine et la goutte sont « sœurs ».
Gubler et Bordier considèrent aussi la migraine comme une manifestation goutteuse.
Mais je n'entends point parler de la migraine qui survient si souvent chez les goutteux arrivés à la période histologique, alors surtout que le rein est désorganisé et qu'il n'exécute qu'imparfaitement ses fonctions dépuratives. Cette forme n'a rien de commun avec celle décrite par les auteurs que je viens de citer : celle-ci est une forme larvée de la goutte, celle-là le prélude d'accidents urémiques graves du côté de l'encéphale. (Note du traducteur.)

peut être envahie par la maladie. C'est ainsi que le processus goutteux ou rhumatismal va d'articulation en articulation, ou, comme dans la phlébite goutteuse, de veine en veine, parfois symétriquement, mais non toujours. Les membranes séreuses et fibro-séreuses sont principalement atteintes, ainsi que les surfaces muqueuses. Laycock a montré quelles relations embryologiques relient entre eux ces différents tissus et combien ils étaient enclins à être frappés de concert, quand une diathèse imprégnait l'organisme (1).

Les troubles trophiques localisés suivent les causes de dépression nerveuse qui agissent localement. Ainsi, l'altération de certains centres peut amener les changements nutritifs spécifiques des métastases, dont la marche, capricieuse en apparence, est ainsi expliquée dans cette hypothèse.

Parmi les symptômes nerveux de la goutte, il y a encore à considérer les diverses perversions sensorielles parfois observées, telles que le picotement et l'engourdissement des doigts et des orteils, la sensation de chaleur à la paume des mains, aux cuisses et à la plante des pieds (paresthésie), et la sensation de chatouillement à la gorge. Comme le fait observer sir James Paget, « la goutte affecte l'élément sensitif bien plus que l'élément moteur du système nerveux », et il ajoute que la douleur de la goutte aiguë paraît hors de toute proportion avec le degré du mouvement inflammatoire dans la partie affec-

(1) Op. cit. p. 196.

tée. C'est ainsi que toutes les autres maladies, sous.
l'influence de la goutte, prennent un caractère particulièrement douloureux, le cancer par exemple, selon
la remarque de Paget.

On observe le grincement des dents chez les goutteux.
Graves le premier en fit la remarque (1). Garrod ne l'a
jamais observé. Le docteur Donkin a dernièrement signalé son association avec le somnambulisme (2). Moi-
même j'ai pu très-bien observer deux cas semblables à
ceux signalés par ce dernier auteur et dans lesquels on
observe les mêmes phénomènes : le grincement des dents
et le somnambulisme chez la sœur, tandis que le frère
parle en dormant ; le grand père maternel et la mère
sont franchement goutteux. Les crampes dans les muscles
du mollet et le priapisme font également partie des manifestations nocturnes de la goutte. L'insomnie est parfois
liée à la goutte ; sur ce point il y aurait beaucoup à dire.
Cette particularité a été d'abord signalée par Cullen ; elle
coïncide parfaitement, dans certains cas, avec d'autres
phénomènes nerveux périodiques (3).

La névralgie goutteuse est pleinement admise (4) ; elle
est remarquable par sa violence et sa tendance aux réci-
dives. Elle est d'ordinaire occipitale ; mais elle peut se
montrer dans le talon, la langue, la poitrine et le plus

(1) *Clin. med.* p. 551 (1864 édit.)
(2) *Brit med. Journal*, Feb. 21, 1880, p. 279.
(3) *Vide Author's paper, St. Barth. hosp. Reports*, jam cit. p. 105.
Vide travail de l'auteur, Rapports de l'hôpital St-Barthélemy.
(4) Graves (op. cit.) en cite de nombreux et remarquables exemples.

souvent, sur le trajet du nerf grand sciatique. Une preuve, entr'autres, de la nature franchement goutteuse de ces diverses névralgies, est la facilité avec laquelle elles s'amendent sous l'influence d'une médication anti-goutteuse (1); une autre preuve encore de la relation de ces névralgies avec la diathèse urique, c'est la fréquence de leur apparition dans toutes les circonstances qui provoquent les autres manifestations de la goutte.

Parmi les preuves les plus concluantes de l'origine nerveuse de la goutte, se trouvent les faits reconnus qui se rattachent à la production de ses attaques.

L'influence qui provoque le plus souvent les paroxysmes goutteux montre bien le caractère explosif de la maladie. Comme le remarque Sydenham, avant l'apparition de l'attaque «totum corpus est podagra.» La crise se précipite parfois et suit immédiatement la cause qui l'a provoquée. Dans un grand nombre de cas, cette cause est de nature à *déprimer la puissance nerveuse*. C'est ainsi qu'une énergie musculaire inaccoutumée, un exercice prolongé, des émotions violentes, une frayeur, une excitation anormale, un excès vénérien, la colère, un chagrin, une contrariété, sont autant d'excitants des paroxysmes goutteux. Ainsi encore, un traumatisme qui frappe l'individu, blessure accidentelle ou opération chirurgicale, évoquera la goutte. Les écarts de régime ont une influence bien connue; c'est de cette manière qu'un repas trop copieux, l'abus ou le mélange des liqueurs fortes, agiront en rompant l'équilibre qui maintenait au repos la diathèse

(1) Le cochique.

goutteuse. On reconnaîtra que la plupart des causes ci-dessus sont également susceptibles de provoquer les manifestations des autres névroses, telles que l'épilepsie, l'asthme, l'hémicranie et l'angine de poitrine.

L'agent provocateur n'a cependant pas toujours besoin d'exercer tout d'abord une action dépressive. A l'appui de cette opinion on peut citer les attaques de goutte qui suivent l'hydrothérapie. A vrai dire, l'élément occasionnel a besoin seulement d'apporter parfois un changement quelconque dans le genre de vie habituel.

C'est pourquoi les sujets névropathiques doivent suivre un genre de vie toujours égal : enclins, qu'ils sont, à se laisser influencer par les moindres impressions nouvelles.

Ces considérations expliquent, en partie, pourquoi les hommes sont plus sujets à la goutte que les femmes. Ils font le dur travail de ce monde, sont engagés dans des occupations plus excitantes et ont d'ordinaire la plus grande somme de soucis à supporter.

Plus les occupations sont sédentaires, plus le travail intellectuel est considérable et plus la lutte pour l'existence est acharnée, plus sera grande la tendance à la dépression nerveuse et à la forme particulière de son expression dans la goutte. Si, à ce genre de vie, s'ajoute la bonne chère, comme il arrive souvent chez les hommes d'Etat, les jurisconsultes, les financiers, aucun anneau ne manquera à la chaîne étiologique, et tous les éléments de la goutte sont réunis.

Le climat exerce une influence importante parmi ces causes ; le temps couvert et « variable », les vents froids qui soufflent de l'Est sous les latitudes septentrionales, sont certainement mauvais pour la goutte. La dépression nerveuse qui suit les longs mois sans soleil — le manque de lumière diminuant fortement la tonicité nerveuse — n'est pas assez souvent considérée en Angleterre comme un élément de trouble de la vitalité (1).

Dans ces conditions, le pouvoir excréteur de la peau est diminué, et, par suite, certains troubles chimiques peuvent être déterminés dans les organes particulièrement exposés à l'invasion goutteuse.

La même influence funeste suit la suppression des diverses excrétions utérines, hémorrhoïdales, etc...

Dans l'histoire pathogénique de la goutte, nous devons tenir un grand compte de la disposition morale des personnes menacées de cette diathèse.

Depuis longtemps on a noté l'hypochondrie comme propre à la diathèse goutteuse. D'habitude elle précède les attaques, et disparaît ensuite. La tendance à soupirer a été observée également et indique bien la dépression nerveuse. On a aussi remarqué que l'hystérie précédait les attaques de goutte chez la femme et disparaissait à l'arrivée des symptômes articulaires (2).

(1) Plusieurs auteurs ont voulu établir une certaine distribution géographique de la goutte qui, d'après eux, serait rare dans les pays chauds, plus fréquente dans les pays froids et humides. Mais cela est contestable. En effet, commune en Angleterre, la goutte est très-rare en Ecosse et en Irlande. Peu fréquente de nos jours en Italie, elle était très répandue dans « l'antique Rome », lors de la décadence des mœurs. (Note du traducteur).

(2) Pour les relations de la goutte et de l'hystérie, *vide*, *Treatise on the Nervous Diseases of Women*' (p. 163), by T. Laycock, 1840.
Traité sur les maladies nerveuses des femmes, par Laycock.

L'irritabilité du caractère chez les goutteux est chose proverbiale ; et les accès furieux de colère peuvent se substituer parfois, par une espèce de métamorphose, à une attaque plus franche et plus régulière. Il est important de savoir que plusieurs manifestations paroxystiques de la goutte, d'une moindre gravité, quoique bien caractérisées, peuvent parfaitement exister sans toutefois présenter, à aucun degré, des troubles articulaires. On a commis de nombreuses erreurs de diagnostic en ne tenant compte, un cas étant donné, que des symptômes articulaires dans la recherche des symptômes goutteux. Ces symptômes moins classiques se substituent très-souvent aux attaques nettement caractérisées dans une période plus avancée de la vie.

Il est évidemment nécessaire de reconnaître, dès le début, la signification de ces symptômes mal définis, si l'on veut appliquer un traitement approprié.

On a vu l'épilepsie disparaître dès que la goutte se faisait sentir.

Les étourdissements, la faiblesse de la vue, assez communs chez les goutteux, sont remarquables par leurs relations avec la symptômatologie nerveuse (1); des troubles rhythmiques du côté du cœur leur sont parfois associés en même temps que des battements vasculaires (*d'origine nerveuse*). On a observé que l'irrégularité des battements du cœur cessait à l'approche d'une attaque franche.

(1) Trousseau, Murchison, Paget, op. cit., H. Mayo, FRS, *Philosophie of Liveing*', p. 24 (1837).

Les rapports du dysphagisme et de la goutte ont été signalés par cet observateur si attentif, feu le Dr. Brinton.

Si l'on considère les effets de l'intoxication saturnine chez les goutteux, et la susceptibilité spéciale de ces derniers à ressentir l'influence du plomb, on est amené à penser que le système nerveux est particulièrement en jeu dans la production de ces phénomènes. Le fait est que, dans l'intoxication saturnine, le sang se débarrasse imparfaitement de son acide urique, et que la goutte est ainsi rapidement éveillée.

Le Dr. Garrod a pleinement établi ces faits, aujourd'hui reconnus par tous les médecins. L'influence du plomb, sans doute avec le concours d'un élément nerveux, amène cet état d'insuffisance rénale qui est regardé, probablement à juste titre, comme un des facteurs de la goutte. Il est très-intéressant de remarquer à ce sujet que ce métal développe aussi diverses paralysies, l'épilepsie, le coma et autres phénomènes cérébraux (1).

J'aborde maintenant une question étroitement liée à la pathologie goutteuse tout entière, et qui mérite une très-sérieuse attention.

Il s'agit des rapports, reconnus il y a quelques années, entre le diabète et la goutte.

(1) La goutte et l'intoxication plombique ont, en effet, des rapports étroits : troubles nerveux, manifestations articulaires, troubles trophiques, insuffisance rénale. Bien que la moëlle et les racines nerveuses n'offrent pas, dans l'intoxication plombique, des lésions caractéristiques, il est permis d'admettre que les sels de plomb déterminent, comme l'acide urique, dans la goutte acquise, des désordres sur certains points rapprochés les uns des autres de l'axe spinal. De là, les analogies que nous venons de signaler entre le saturnisme et la goutte. (Note du traducteur.)

Je proteste contre le mot diabète appliqué à cette forme spéciale de glycosurie liée à la goutte. Cette affection se rencontre chez certains membres de familles goutteuses : chez les uns, avec des attaques franches, chez d'autres, avec des manifestations moins régulières de la goutte qui peut même alterner avec la glycosurie. Je crois que la plupart des cas de glycosurie passagère sont dus à l'influence goutteuse. La présence temporaire du sucre dans l'urine de certains vieillards peut ainsi s'expliquer.

On a reconnu depuis longtemps qu'une affection de ce genre, qui, la plupart du temps, est improprement décorée du nom de *diabète sucré,* par la raison bien simple qu'il n'y a pas *diabète* dans le sens strict du mot, n'est pas une affection vraiment grave. La présence du sucre alterne parfois avec celle de l'acide urique. Chez les vieillards, ce symptôme n'offre que peu d'importance. C'est ce qu'attestait, du reste, Charcot, il y a quelques années, dans ses remarquables leçons sur les maladies des vieillards, autorisé qu'il était par son expérience acquise à cette école fertile en études — la Salpétrière.

Au-dessous de quarante ans toutefois, la glycosurie, même d'origine goutteuse, est un symptôme très-sérieux qui mérite d'attirer notre plus grande attention, puisqu'elle peut se transformer en diabète confirmé. Règle générale, la quantité d'urine qui est rendue ne dépasse pas beaucoup, si elle la dépasse, la quantité normale ; mais son poids spécifique peut marquer de 1,035 à 1,050. Un traitement anti-goutteux est alors indiqué, car le glycose peut très-bien disparaître pour ne céder la place qu'à l'acide urique ou à une azoturie exagérée, et il vaut mieux s'attaquer à la diathèse goutteuse qu'à la glycosurie (1).

Le Dr. Lauder Brunton a appelé l'attention sur cet ordre de phénomènes (2).

(1) Le professeur Teyssier est le premier qui ait signalé le diabète alternant. La célèbre expérience de Claude Bernard sur le quatrième ventricule prouve l'influence prépondérante qu'exerce le système nerveux sur la production de la glycosurie. Dès lors, ne peut-on pas admettre que l'alternance du diabète avec la goutte est due à un désordre nerveux siégeant tantôt vers le quatrième ventricule, tantôt sur un point voisin qui joue le rôle de centre par rapport à la goutte?

L'observation suivante, qui nous est personnelle, tendrait à prouver le bien fondé de cette hypothèse.

Observation : — X... lieutenant au 105e, n'a pas de goutteux dans ses ascendants, il n'a jamais fait d'excès. Il reçoit, pendant la Commune, une légère blessure à la nuque (en séton).

Quelque temps après, le malade devient diabétique.

Je constate, en même temps, de l'azoturie. Six mois plus tard, subitement, le sucre disparaît des urines ; mais en échange, nous constatons de l'albumine en abondance et cela durant deux mois. Dans ce dernier cas, le malade est resté azoturique ; il maigrit rapidement. Après deux mois, l'albuminurie disparaît tout à coup pour faire place à un accès de podagre classique d'une violence extrême. Le malade n'eût que quatre accès de podagre et mourut quelques années plus tard de phthisie pulmonaire.

Pendant ces quatre accès, plus de sucre, ou plus d'albumine, selon que le diabète ou l'albumine existait avant l'accès de podagre. Et, chose remarquable, c'est toujours le même phénomène qui précédait la goutte qui lui succédait : ainsi, si l'albumine existait avant un accès, c'est elle qui le remplaçait.

Durant le temps que j'ai vu le malade, j'ai constaté dix fois le diabète presque autant de fois l'albumine ; l'azoturie accompagnait toujours ces complications. Deux fois seulement, je n'ai trouvé ni sucre, ni albumine, pourtant l'on constatait de l'azoturie.

Cette observation tendrait à prouver le bien fondé des conclusions du docteur Duckworth sur l'étiologie nerveuse de la goutte. (Obs. extraite du mémoire « Comment meurent les goutteux? » couronné par la société de médecine de Toulouse. (Note du traducteur).

(2) Art. « *Diabètes Mellitus* » *Reynolds Syst. of med.*, vol. V, p. 381 (1879).

L'alliance de la goutte et du diabète est assez intime. Dans les deux cas la doctrine de l'hérédité est applicable, et le système nerveux est en jeu. Le même genre de vie mène à chacune de ces deux affections, les mêmes catégories de personnes en sont atteintes, et les mêmes causes d'excitation sont capables de les éveiller l'une et l'autre. L'étude de ces faits porte naturellement à croire que les parties du système nerveux qui sont en cause dans ces deux affections ne doivent pas siéger à des points bien éloignés.

La moëlle allongée, les nerfs splanchniques et sympathiques ont présenté les altérations principales, ainsi que la moëlle épinière dans certains cas. Le point de la moëlle qui convient aux piqûres diabétiques correspond, d'après les physiologistes, au centre vaso-moteur dans la même région.

Guidé par ces faits et par la connaissance que la fonction glycogénique du foie est d'origine nerveuse, guidé aussi par les théories signalées plus haut qui rapportent certaines arthropathies à la même influence, et, rappelant les idées émises à ce sujet par le Dr. Buzzard, au sujet de la connexité des troubles gastriques et de l'arthrite de l'ataxie locomotrice qu'ils accompagnent le plus souvent, j'en arrive à conclure que la partie du système nerveux, spécialement prédisposée au trouble fonctionnel appelé goutte, a son siége ou son centre dans la moëlle allongée.

Un des points qui différencient les affections arthritiques rapportées aujourd'hui à l'influence nerveuse, d'avec celles d'origine goutteuse, réside dans ce fait que ces dernières paraissent avoir une affinité élective, souvent unilatérale tout d'abord, pour les plus petites jointures, en particulier celle du gros orteil, tandis que les premières s'attaquent aux grandes articulations. Là peut-être réside une partie de la nature spécifique de la goutte.

Les troubles trophiques impriment certains caractères à la physionomie et à certains tissus ; et cela d'une manière bien définie et extrêmement caractéristique.

On trouvera, par exemple, une grosse tête, une chevelure épaisse, avec tendance à grisonner de bonne heure, des veines larges et pleines, une luette très-longue, une peau molle et unie, l'extrêmité du nez épaissie, et des ongles rayés et fragiles.

Enfin, je dois ajouter un argument en faveur de la théorie que j'expose, argument fourni par la thérapeutique.

Il est universellement reconnu, grâce aux recherches de Garrod, que l'action spécifique du colchique dans la goutte n'est due qu'à la propriété qu'il possède d'aider à l'élimination de l'acide urique. L'inflammation est ainsi modifiée par lui, sans qu'il exerce d'influence sur les perturbations secondaires que peut provoquer l'acide urique. Le principe actif ou alcaloïde du colchique fait partie d'un groupe de substances azotées (nitrogenised) avec lesquelles la vératrine, la strychnine, la quinine et la morphine ont d'étroites relations chimiques (1).

(1) *Vide* « *Lectures on Pathology and Therapeutics* » (London, 1868, p. 137, H. Bence Jones, MDFRS.)
Leçons sur la Pathologie et la Thérapeutique. Londres, etc.

Elles affectent toutes très-fortement le *système nerveux*.

Le colchique agit très vite et apporte souvent un soulagement marqué aux souffrances intolérables de l'attaque de goutte. Pris en état de santé, et à petites doses, d'après le Dr. Meldon et quelques autres expérimentateurs, il produit de la chaleur sur toute la surface du corps, de la diaphorèse, des battements vasculaires et des palpitations. Puis il y a diminution dans la force et la fréquence du pouls. Le Dr. Meldon a observé chez lui une plus grande énergie des facultés intellectuelles ; à plus forte dose ses effets sont surtout marqués le long du trajet du nerf vague, et il en résulte ainsi les symptômes cardio-vasculaires, gastriques et entériques.

La vertu curative du colchique n'a pas une action assurée sur les autres formes d'inflammation ; cette vertu est donc entièrement spécifique. Elle s'exerce sans doute par l'intermédiaire des nerfs vaso-moteurs.

L'influence très-favorable de tout ce qui peut réjouir l'esprit, chez les gens prédisposés à la goutte, ne doit pas être omise parmi les adjuvants, au point de vue de la prévention, ou de la cure de l'affection.

Je vais classer maintenant, par catégories, dans les articles suivants, les points que je me suis efforcé de soutenir dans cette thèse.

Premièrement. — Je soutiens que les conditions morbides, reconnues de nature franchement goutteuse, dépendent tout d'abord d'un désordre fonctionnel d'une partie définie du système nerveux, et, qu'ainsi, la goutte est une névrose primitive.

Deuxièmement. — Que beaucoup de symptômes de la maladie elle-même nous engagent, d'une manière évidente, en procédant par voie d'analogie, à accepter l'hypothèse que la partie du système nerveux spécialement intéressée, est située dans un point de la moëlle allongée, où, peut-être, se trouve placé un centre trophique des articulations.

Troisièmement. — Que la névrose goutteuse peut, comme les autres, être acquise, augmenter d'intensité et être transmise ; qu'elle peut aussi être diversement modifiée et accompagnée d'autres névroses, qu'elle est succeptible de subir différentes métamorphoses et transformations, ou d'être parfois jugulée.

Quatrièmement. — Que cette diathèse nerveuse imprime son cachet à l'individu qui en est frappé à l'aide de troubles nutritifs caractéristiques qui affectent les puissances d'assimiliation et d'excrétion, se manifestent par des phénomènes bien marqués du côté de l'impressionnabilité nerveuse, et déterminent, à un degré plus ou moins prononcé, la physionomie du goutteux.

Cinquièmement. — Qu'une grande partie des phénomènes reconnus pour goutteux sont dus aux rapports erronés de l'acide urique et des sels de sodium de l'économie, trouble qui provient des particularités morbides signalées dans l'article précédent. — Ainsi, il y a dans le sang un excès d'urate de soude avant et pendant l'attaque de goutte aiguë et un dépôt de sel (par suite d'une influence nerveuse, selon toute apparence) dans l'organe affecté (Garrod) (1), à moins que ce sel ne se forme en trop grande quantité dans les points frappés par l'inflammation, d'où il se déposerait localement ou serait mis en liberté dans la circulation. — (Ord.)

L'arrêt momentané du pouvoir excréteur du rein, pour l'acide urique, paraît être un des symptômes de l'attaque de goutte aiguë. Cette insuffisance rénale peut varier à des degrés différents et paraît dépendre d'un trouble nerveux spécifique. Dans la goutte chronique, lorsque la lésion anatomique est constituée, soit dans la substance tubuleuse, avec dépôt d'urate de soude, soit interstitielle, avec atrophie de l'organe, l'insuffisance rénale peut admettre une explication plus mécanique.

Sixièmement. — Que dans la goutte primitive ou héréditaire, la toxicohémie est sous la dépendance d'une névrose goutteuse, qu'elle lui est consécutive, à quelque degré que ce soit et n'est, par suite, qu'une manifestation secondaire.

Septièmement. — Que, dans ce que j'appelle goutte secondaire ou acquise, la toxicohémie est directement produite par une manière de vivre qui surcharge les organes digestifs et excrétoires ; que si, en même temps que cette toxicohémie, diverses causes entrent en jeu et exercent sur le système nerveux une action distinctement dépressive et affaiblissante, les manifestations nerveuses spéciales à la diathèse goutteuse sont constituées et s'imprimeront plus ou moins profondément sur l'individu ou ses descendants.

(1) Op. cit.

Huitièmement. — Que cette théorie de la goutte, mieux qu'aucune autre, relie entre eux les divers facteurs connus qui sont engagés dans la production des symptômes variés de la maladie ; et si elle détrône la pathogénie humorale de la place élevée qu'elle a occupée si longtemps, elle l'étudie avec soin, et s'efforce de l'utiliser d'une manière plus évidente à l'explication des phénomènes de la maladie.

Neuvièmement.—Que s'il est désirable, en pathologie, de classer distinctement les diverses affections sans se rapporter exclusivement à leurs caractères chimiques, histologiques, ou nerveux, l'affection connue sous le nom de goutte doit, peut-être à juste titre, être reléguée, ainsi que quelques autres, dans la classe des affections qui peuvent être appelées neuro-humorales.

Dixièmement. — L'action favorable du colchique est un argument de plus en faveur de la théorie qui vient d'être exposée.

DE

LA GOUTTE

CONSIDÉRÉE COMME UNE

TROPHO-NÉVROSE

Extrait du *British Medical Journal*
26 Mars 1881

Nota. — Cette nouvelle étude reproduit, ainsi que je l'ai dit précédemment, certains arguments, certains points de vue déjà développés dans le précédent article.

Néanmoins, nous avons cru qu'il était tout aussi utile de la traduire que la première, parce que l'auteur, après avoir résumé son premier travail, envisage la question à un nouveau point de vue et qu'il arrive, ensuite, à une conclusion plus précise, différant assez sensiblement de celle qui termine son premier « plaidoyer ».

En effet, ici, Duckworth dit que la goutte est une affection neuro-humorale ; là, que cette diathèse est une trophonévrose.

J'espère donc que le lecteur ne lira pas, sans quelque intérêt, les pages suivantes.

Dr SORDES.

DE LA GOUTTE

CONSIDÉRÉE COMME UNE

TROPHO - NÉVROSE

PAR

DYCE DUCKWOHTH, M. D. F. R. C. P.

Médecin assistant à l'hôpital Saint-Barthélemy.

———

Dans cet article, je me propose d'étudier quelques points de la pathogénie de la goutte qu'on peut légitimement rattacher à l'influence nerveuse.

Dans un essai publié dans le *Brain*, en avril dernier, j'ai développé quelques arguments qui tendaient, à mon avis, à soutenir la thèse édifiée et soutenue par Cullen et d'autres écrivains, à savoir que la goutte était une maladie d'origine nerveuse.

En cherchant à rétablir cette théorie, il devient nécessaire d'exposer en entier les réels progrès qu'a réalisés depuis vingt ans, le Dr. Garrod, le principal soutien de la pathogénie humorale de la goutte.

Il est impossible de résister à l'évidence apportée en faveur de la connexité directe qui existe entre un excès d'acide urique dans le sang et les manifestations de l'affection goutteuse. Aucun point de la pathogénie de la goutte n'est aussi exact ; et, en admettant même qu'on trouve une théorie qui embrasse l'ensemble de l'étiologie de la goutte, les faits révélés par le Dr. Garrod, auront toujours une grande valeur et resteront attachés à l'histoire de cette diathèse.

La théorie de l'acide urique est regardée par plusieurs auteurs comme expliquant, d'une manière suffisamment complète et évidente, les phénomènes multiples de l'affection. Toutefois, quelques médecins, qui ont beaucoup étudié cette question, ne peuvent admettre d'une manière exclusive cette théorie et, poussant plus loin les investigations déjà faites, ils ont recherché les causes du trouble chimique. Il est évident que si l'on doit accepter entièrement les idées du Dr. Garrod, l'étiologie de la goutte est en grande partie justiciable d'une théorie humorale ; et dès lors il serait puéril de plaider la cause d'une théorie purement nerveuse de la maladie.

Pourtant, le Dr Garrod lui-même, avec une prudence digne de sa haute position scientifique, avoue que sa théorie est « en elle-même insuffisante à expliquer tous les phénomènes de la goutte ». Il s'est efforcé de rassembler toutes les objections apportées à son opinion, et les a combattues avec un talent et une force remarquables. Il n'a pas cherché, toutefois, à attaquer la théorie particulière de Cullen sur le trouble spécifique des centres nerveux.

Sir Charles Scudamore, dans son ouvrage classique sur la goutte, ne donne aucune attention à cette doctrine et accepte exclusivement une théorie humorale. Je ne sache pas que les idées de Cullen, sur l'origine nerveuse de la goutte, aient jamais été soumises à une sérieuse critique. Senator, au sujet de l'école des Solidistes représentée par Cullen, remarque qu'elle n'a jamais pu soutenir l'attaque des diverses théories humorales. (1)

Les idées de Cullen (2) tendaient à rejeter l'hypothèse d'un état morbide spécial des liquides organiques dans la goutte. Cette partie de sa doctrine est aujourd'hui délaissée, mais les propositions suivantes qu'il a émises peuvent, je crois, servir encore de texté à l'étude de la pathogénie de cette diathèse.

« La goutte », remarque-t-il, « est une affection de tout l'organisme qui dépend d'une certaine conformation ou manière d'être générale de l'individu » ; ou encore : « la goutte est manifestement une affection de la partie du système nerveux où se trouve la puissance motrice primitive de tout l'organisme. Ce qui nous porte à chercher l'explication de l'ensemble de cette affection dans les lois du système nerveux et principalement dans les

(1) *Ziemss'ens cyclopædia*, art. *Gout.* p. 101. *English translation.*

(2) Garrod, dans son remarquable traité de la goutte, traduit par A. Ollivier, (Paris 1867, p. 345), dit que les arguments de Cullen contiennent « les plus importantes des objections » qui ont été dirigées contre la théorie humorale.
Il est donc fort utile de connaître les arguments de Cullen ; et sur ce point, Dyce Duckworth nous dit, en substance, tout ce qu'il est bon de retenir ; on peut pourtant résumer ainsi l'opinion de Cullen : la goutte, dit-il, ne peut être produite par l'action d'une matière morbide ; car, dans cette hypothèse, on ne peut rendre compte de tous les phénomènes de la maladie et surtout expliquer, les métastases fréquentes et soudaines *d'un point* à *l'autre* de l'organisme. (Note du traducteur).

changements qui peuvent se produire dans l'équilibre de ses diverses parties. La goutte montre mieux qu'aucune autre pyrexie, les lois d'une affection du système nerveux. » (1)

La théorie pathogénique de Cullen n'était pas exclusive au point de ne tenir compte que du système nerveux, pas plus que ne l'était la doctrine de Sydénham, regardée d'ordinaire comme humorale, et qui, toutefois, met en jeu, ainsi que le Dr. Ord l'a rigoureusement démontré, à la fois les solides et les liquides de l'organisme. (2)

Néanmoins, de nos jours une théorie purement humorale de la goutte est généralement acceptée. Feu le Dr. Murchison s'y ralliait entièrement. « La goutte » disait-il, « est un simple résultat de la présence de l'acide urique dans le sang ; la diathèse goutteuse est toujours l'indice ou le résultat d'un désordre hépatique » (3).

La théorie nerveuse de la goutte paraît avoir été émise pour la première fois par Sthal, durant la première moitié du dix-huitième siècle. Cullen déclare qu'il adopta ses idées.

Sydénham porta son attention sur l'influence de la dépression mentale dans la goutte. Plus récemment, cette

(1) *First Lines of the Physic.* Premiers Eléments de Médecine pratique.

(2) *Sydenham's Treatise on Gout,* cap. XVII, vide. *On the relation of Gout to uric acid,* by Dr. Ord, St-Thomas hospital reports, p. 227, 1872. Traité sur la goutte de Sydenham, chap. XVII vide. Des rapports de la goutte et de l'acide urique, par le docteur Ord, rapports de l'hôpital St-Thomas.

(3) *Lectures on diseases of the liver, second edition* — Leçons sur les maladies du foie, seconde édition.

théorie a été reprise et discutée par le professeur Laycock,
le Dr. Meldon, de Dublin, le Dr. Ord, et le Dr. Edward
Liveing.

Résumées brièvement, voici les idées de ces différents
écrivains :

Le Dr. Laycock soutenait qu'une activité excessive du
système nerveux ou d'une de ses portions était à un haut
degré une cause prédisposante des névroses ; cette activité
exagérée, lorsqu'elle était habituelle ou longtemps conti-
nuée, était apte à développer les tendances héréditaires,
et il citait comme exemples un travail mental excessif,
l'alcoolisme, la tension de certains nerfs et autres cas
semblables chez les parents, qui se manifestent souvent
chez les enfants sous forme de névroses. Il pensait que
l'influence trophique des centres nerveux sur les différents
tissus était manifeste dans des affections telles que la folie
héréditaire, l'épilepsie, l'hystérie, l'angine de poitrine et
en général, les affections goutteuses qu'il croyait être
« tout d'abord une dégénération nerveuse dans la nutrition et la transformation de certains tissus ».

Le Dr. Austin Meldon publia, en 1872, ses objections à
la théorie de l'acide urique comme n'expliquant pas entièrement la nature de la goutte (1). Il cite des cas qui
prouvent que les urates peuvent exister en grande quantité dans le sang sans donner naissance à la goutte, et
il invoque, comme un anneau de la même chaîne, l'influence du système nerveux. Il croit que la présence dans
le sang de l'acide urique et de la soude, sous quelque forme

(1) *Lancet, vol ii*, 1872, p. 115.

que ce soit, est essentielle à la goutte ; mais il pense que la force nerveuse, dans les conditions normales, tient ces deux substances libres et à l'état soluble, de façon à ce qu'elles soient éliminées par la peau, les reins ou les intestins ; aussitôt que cette force nerveuse diminue, ces deux substances se combinent dans les tissus les plus éloignés des centres nerveux et circulatoires. L'irritation inflammatoire développe dans le système nerveux une énergie plus grande, et l'affection, pour quelque temps, est enrayée. Le Dr Meldon insiste fortement sur l'apparition des attaques de goutte durant la nuit, lorsque la force nerveuse et la circulation sont très affaiblies ; sur la douleur ordinaire de l'articulation du gros orteil, et il note spécialement l'état marqué de dépression de la puissance nerveuse comme un facteur important dans la production des attaques. Cette théorie est neuro-humorale.

Écrivant aussi en 1872, le Dr. Ord, dans l'essai estimable, déjà cité, remarque que « l'extension de l'inflammation goutteuse n'a pas besoin de l'interposition de l'acide urique pour être expliquée. Comme il est certain que, dans plusieurs cas, une simple inflammation se propage d'un point à un autre par suite d'une influence nerveuse, il n'est pas illogique d'admettre que cette influence nerveuse peut se présenter dans la goutte ». Il cite un cas, à terminaison fatale, où une polyarthrite, non goutteuse, suivit la blessure d'une articulation métacarpo-phalangienne gauche ; et exprime sa croyance « que l'influence nerveuse réflexe fut l'agent à l'aide duquel l'affection locale devint, en dernier lieu, une maladie générale. » Il croit, en outre, que, « dans la goutte proprement dite, l'influence du système nerveux au moyen d'une action reflexe doit être regardée comme très manifeste. »

Le Dr. Ord reconnaît aussi l'action directe du système nerveux dans la goutte, comme produisant les irrégularités de la circulation, et par suite les troubles chimiques des tissus ; il déclare que « la nutrition de l'organisme est constamment affectée à un degré appréciable par l'état du système nerveux ». Il cite des exemples qui montrent l'effet de la dépression nerveuse sur les divers tissus, et d'autres qui prouvent qu'une forte dépression nerveuse peut « favoriser » ou « amener » la goutte.

Le Dr. Edward Liveing s'est exprimé très-énergiquement, lui aussi, en faveur de l'origine nerveuse de la goutte. Dans son très-intéressant traité sur la migraine (1), discutant les rapports et les diverses formes symptômatiques de cette affection, il observe que « l'histoire de la goutte pré-
« sente plusieurs symptômes : — l'hérédité, la limitation
« à certains âges et à un sexe, la périodicité, la brusque
« invasion, les translations soudaines, et les rapports
« remarquables avec les affections nerveuses qui ne sont
« parfois que les métamorphoses de la diathèse, sont
« autant de particularités qui semblent désigner l'affection
« goutteuse comme une pure névrose.. En somme,
« remarque-t-il, il y a beaucoup à dire en faveur de cette
« idée que la goutte, sous ses diverses formes, est la mani-

(1) *On Megrim, Sick-Headache and some allied disorders*, London, 1873, p. 404. — Migraine, céphalalgie et troubles qui leur sont associés. Londres, etc.

« festation d'un désordre qui a son siége primitif dans le
« système nerveux lui-même; et il n'est pas plus difficile
« de concevoir l'inflammation et la douleur comme l'effet.
« d'un trouble de l'innervation, qu'il s'agisse de l'arthritis
« ou de cette affection analogue, l'herpès zoster, ou qu'un
« excès d'acide urique soit produit et retenu dans la cir-
« culation sous une pareille influence, que d'admettre la
« présence du sucre dans le cas semblable du diabète qui
« suit la piqûre du plancher du quatrième ventricule. »

Le Dr. Liveing rappelle que le Dr. Todd avait coutume
de comparer une attaque de goutte, par rapport à son
invasion soudaine et nocturne, à une crise d'épilepsie ou
à un accès d'asthme.

Dans ses leçons magistrales sur les rapports de la goutte
avec quelques autres affections (1), Sir James Paget remarque « que les troubles du système nerveux, quels que
soient leur forme et leur siége, peuvent être regardés
comme des facteurs dans tous les cas de goutte. Il y a
lieu de croire que les changements dans les centres nerveux déterminent le siége de l'attaque, tandis que ceux
du sang et des tissus en déterminent la marche et les
effets, et que nous pouvons expliquer ainsi la symétrie
de l'affection goutteuse — symétrie tantôt bilatérale,
tantôt antéro-postérieure — ainsi que ses phénomènes
métastatiques. Mais ces divers changements sont un chapitre de la pathologie de la goutte qui n'est pas encore du
domaine de la clinique ».

(1) *Clinical Lectures and Essays*, second édition, 1876, p. 382. —
Essais et Leçons cliniques, seconde édition, etc.

M. Spencer Wells (1) a appelé l'attention sur le haut degré du développement du système nerveux (2) chez les goutteux, et sur l'influence de son jeu irrégulier, dans la production des paroxysmes.

Pour bien montrer quels sont les points de la pathologie goutteuse qui paraissent être sous la dépendance des changements neuro-trophiques, il est nécessaire de passer en revue les caractères propres aux névroses en général, et d'examiner ensuite jusqu'à quel point s'en rapprochent les symptômes bien reconnus de la goutte. Il semble indispensable de regarder au delà d'une théorie pathogénique purement chimique qui voudrait expliquer la goutte, sous tous ses aspects, par les troubles de l'acide urique. On n'éprouve aucune satisfaction à considérer la goutte comme le produit d'un trouble gastrique ou hépatique.

Les nombreuses recherches faites, ce dernier quart de siècle, sur la nature et les fonctions du système nerveux, nous viennent en aide, dans cette partie de notre enquête ; car, par elles, nous avons appris deux faits d'une importance capitale au sujet des névroses en général. Et d'abord, qu'elles peuvent être primitives ou centrales ; ensuite, qu'elles sont parfois secondaires ou consécutives.

De telle sorte, que nous pouvons admettre qu'une névrose est implantée ou a de la tendance à l'être, qu'elle

---

(1) *Pratical observation on Gout*, etc., 1859, p. 21. — Observations pratiques sur la goutte, etc.

(2) Il est d'une remarque constante, en effet, qu'un grand nombre de goutteux ont une tête volumineuse et sont doués d'une sensibilité nerveuse peu commune. (Note du traducteur).

sera transmise par l'hérédité et créera ainsi un état diathésique, ou encore qu'une névrose consécutive ou secondaire peut se manifester par suite d'une taxicohémie ou dégénération sanguine.

C'est sur cette base que je cherche à placer la pathogénie nerveuse de la goutte ; fortement convaincu que je suis de l'opportunité d'une tentative dans ce sens, à notre époque où l'influence du système nerveux ne peut plus être ignorée dans ses rapports particuliers avec la goutte. J'ai cru devoir écrire la présente étude, purement spéculative et peut être hasardée, et de l'offrir humblement aujourd'hui au public médical.

Les névroses représentent une manière d'être particulière, ou plutôt un mode spécial d'évolution morbide de la force nerveuse. Elles s'implantent sur un individu comme une partie de sa nature intime. Et, vraiment, elles le caractérisent au même titre que les traits de son visage et de sa physionomie tout entière. Une névrose, ainsi implantée, est, en quelque sorte, l'indice d'un état morbide de l'axe cérébro-spinal. Elle constitue donc une disposition ou tendance particulière, de la part du système nerveux ou d'une de ses parties, vers une évolution ou manifestation morbide des fonctions nerveuses. Elle n'implique pas forcément l'existence d'une lésion matérielle et directement appréciable, mais c'est une condition plus ou moins bien définie, susceptible de se manifester sous l'influence d'un excitant approprié (1).

(1) Cette manière de voir semble exclure toute lésion nerveuse localisée sur un point quelconque de l'axe cérébro-spinal comme cause première de la diathèse goutteuse et se rapproche ainsi des idées émises à ce sujet par le professeur Ball. (Note du traducteur).

Un caractère propre aux névroses, c'est qu'après avoir envahi l'individu, elles tendent à être transmises par l'hé-rédité. On a avancé que la femme était plus que l'homme prédisposée aux névroses, mais ceci n'est pas prouvé : certaines névroses paraissent se montrer plus fréquemment chez l'homme et d'autres chez la femme ; bien plus, les cas communs aux deux sexes se manifestent à des époques de la vie différentes pour l'un et pour l'autre. Les attaques se présentent parfois à la septième période climatérique et souvent, durant la grande climatérique. C'est ainsi qu'un élément de périodicité distinctive s'attache aux névroses en général. Un autre caractère très-marqué des affections nerveuses est leur tendance paroxystique. On aura donc un élément chronique avec une propension aux poussées aiguës. Il est encore certain qu'une loi d'alternance ou de substitution gouverne les névroses ; en sorte qu'on rencontre certaines affections chez les parents ou les ancêtres et d'autres, également d'origine nerveuse, dans les branches collatérales ou chez les descendants.

Il n'est pas difficile de comprendre la marche suivie par l'affection nerveuse, une fois qu'elle a envahi l'orga-nisme ; mais il est moins aisé de concevoir le mode d'im-plantation originel d'une pareille tendance. Quoi qu'il en soit, la maladie s'implante toujours sur l'individu pour y subir d'ordinaire un développement ultérieur, des modi-fications, ou être parfois réprimée.

Une activité excessive du système nerveux ou d'une des parties est, à un haut degré, d'après Laycock, une cause prédisposante des névroses. Cette activité exagérée, quand elle est prolongée, peut développer les tendances héréditaires. C'est ainsi qu'un travail mental exagéré, la gourmandise, les habitudes d'ivrognerie et de débauche, et autres mauvais penchants développés chez les parents, se manifesteront chez les enfants sous forme de névrose ou de tendance névrotique. Les faits à l'appui ne sont malheureusement pas difficiles à trouver, et, parmi eux, on peut placer, je crois, les désordres connus sous le nom de goutte. D'après cette manière de voir, la goutte nous apparaît comme une diathèse nerveuse. Je l'appellerai goutte primitive.

La tendance peut être transmise ou modifiée, ou parfois même réprimée.

La goutte peut, toutefois, « prendre racine » ou apparaître chez un individu n'ayant ni affection nerveuse ni tendance névrotique. Chez un tel individu, on dit que la maladie a été engendrée par la bonne chère et la satisfaction exagérée de l'appétit ; circonstances qui développent dans le sang un état morbide consécutif — lithémie, et et hypérinose ; mais ce n'est pas là la goutte. Nous devons, en cet endroit, abandonner la pathogénie humorale, et examiner les effets de la dyscrasie sanguine sur les centres nerveux. Eclairés par les autres états analogues de toxicohémie, nous avons un guide assuré dans cette excursion, et nous pouvons penser qu'une affection secondaire d'un point quelconque des centres nerveux résulte, comme conséquence, du trouble *ab intra* de la circulation, et que la marche et les phénomènes particuliers de l'attaque de goutte sont ainsi développés. J'appelle celle-ci *goutte secondaire* ou acquise. Une névrose diathésique imprègne ainsi tout l'organisme.

Il est d'un grand intérêt d'étudier, côte à côte avec le processus goutteux, les diverses affections articulaires qui sont regardées, depuis peu, comme d'origine spinale ou autrement de nature nerveuse. Je crois qu'il serait bien difficile d'enlever à l'arthrite goutteuse cette connexité ; et si l'on accorde que cette forme particulière, qui n'est qu'une des nombreuses phases de la maladie, est sous l'influence directe et irrécusable du système nerveux, on enlève par le fait même la plupart des difficultés à établir l'origine nerveuse de la goutte. Je ne crois pas qu'il y ait eu de plus grand obstacle à l'acceptation de la théorie nerveuse de la goutte, que l'impossibilité, jusqu'à ce jour, de relier la disposition arthritique à une forme quelconque de névrose. L'influence nerveuse tient sous son entière dépendance tant d'autres manifestations de la goutte, même parmi les moins évidentes, que tous les phénomènes goutteux vont nous sembler maintenant se mettre plus naturellement à leur place.

L'action spéciale de son influence sur les articulations ont attiré l'attention de plusieurs médecins. Remak et Bénédict furent peut être des premiers à appeler l'attention sur ce sujet. Charcot, Ball, Weir Mitchell, Ord et Buzzard, ont plus récemment ajouté à nos connaissances au sujet de l'arthrite nerveuse ; et le Dr. Ord a lutté en faveur d'une révision plus scientifique de nos idées actuelles sur les divers états pathologiques classés sous le titre d'arthrite rhumatoïde, révision qui devrait se baser sur une connaissance approfondie de l'influence nerveuse.

Les recherches de Charcot, du Dr. Buzzard et d'autres savants, touchant la nature des troubles arthropathiques particuliers qui accompagnent assez souvent l'ataxie locomotrice, sont très-importantes au point de vue de la théorie nerveuse de la goutte. Charcot croit que les cornes antérieures de la moëlle sont, dans ce cas, intéressées.

Le Dr. Buzzard n'accepte pas cette opinion ; et, guidé par la fréquente association des troubles gastriques avec les arthropathies dans l'ataxie locomotrice — fait que Ball avait déjà signalé — il a suggéré l'idée très-ingénieuse que la lésion peut consister en une sclérose intéressant les racines du nerf vague dans la moëlle allongée et en étroite relation avec un centre trophique qui serait localisé à l'origine de ses racines. Ce centre trophique tiendrait sous sa dépendance les systèmes osseux et articulaire. Il indique, en outre, le lien qui peut exister ainsi entre les troubles articulaires et les métastases qui se montrent parfois du côté du cœur dans le rhumatisme fébrile ; et signale les symptômes d'hyperpyrexie observés d'ordinaire dans cette affection. Reste à chercher ce centre trophique hypothétique des articulations ; mais en attendant nous sommes fortement autorisés à faire connaître notre manière de voir, et à diriger notre attention vers la haute portée de l'annonce d'un centre de cette nature dans le système nerveux.

Nous pouvons rappeler maintenant les analogies de la goutte avec les autres névroses, et, avant tout, sa tendance héréditaire bien marquée. L'invasion brusque de l'attaque est un caractère important à noter et qui rappelle le début de certaines affections nerveuses, telles que l'épilepsie, l'angine de poitrine, les accès d'asthme ou de névralgie. Ici, comme dans plusieurs autres affections, le patient éprouve de l'euphorie, ou sentiment de *bien-être*, et cette satisfaction physique trompeuse est elle-même un dérangement nerveux. Le moment choisi par l'attaque, d'ordinaire le grand matin, est celui auquel diverses autres maladies nerveuses sont susceptibles de se manifester.

La pyrexie est paroxystique dans la goutte, il en est de même pour la douleur. Paroxysmes et périodicité, ces deux facteurs impriment à la maladie le caractère des névroses, et la relient aux autres affections nerveuses.

En outre, la goutte peut alterner avec diverses névroses bien connues. Il serait facile d'en citer plusieurs exemples : C'est ainsi que l'hémicranie est parfois distinctement une manifestation de la goutte dans les deux sexes, ou encore alternera avec des attaques franchement goutteuses du côté des articulations, chez le même individu. On a cherché à expliquer les métastases capricieuses communes à la goutte et au rhumatisme (1) à l'aide de la théorie humorale de ces deux affections ; mais on doit reconnaître

(1) Garrod incrimine l'acide urique comme cause de la goutte ; Maclagan, l'acide lactique dans le rhumatisme.

Todd, Fuller, Prout avant Maclagan, avaient admis cette hypothèse. Ils considéraient l'acide lactique comme le *materies morbi* dans le rhumatisme ; et son accumulation dans le sang comme la cause de manifestations rhumatismales. Goutte et rhumatisme, dans cette hypothèse, seraient des affections dyscrasiques : urique dans le premier cas, lactique dans le second.

Cruveilher, n'ayant en vue que l'acide urique dit : « La grande différence qui existe entre la goutte et le rhumatisme ne peut consister que dans la sécrétion de l'urate de soude dans un cas et dans le défaut de sécrétion dans l'autre ». (Note du traducteur).

qu'une loi d'origine nerveuse gouverne seule la mobilité du trouble inflammatoire.

L'influence reflexe, comme le Dr. Ord et plusieurs autres l'ont signalée, a, sans doute, une grande importance dans la production de ces phénomènes. Il y a probablement une prédisposition spéciale à souffrir dans les points qui sont atteints par la maladie, et la même classe de tissus est succeptible d'être frappée. Comme l'a montré Laycock, ces tissus sont reliés entr'eux au point de vue embryologique et sont ainsi enclins à souffrir de concert, quand une diathèse imprègne l'organisme.

Les changements trophiques localisés suivent les causes de dépression nerveuse qui agissent localement. Les troubles de certains centres peuvent amener les changements nutritifs spécifiques, observés dans les métastases, et le caractère capricieux de ces derniers est ainsi expliqué.

Les symptômes nerveux communément observés dans la goutte, et qui sont avec raison considérés comme une partie intégrante de l'affection, sont nombreux et variés. En première ligne, peuvent être énumérées certaines perversions sensorielles, telles que les picotements et l'engourdissement des doigts et la paresthésie. Diverses affections, comme le cancer, présentent une acuité plus prononcée chez les goutteux que chez les autres personnes, comme l'a bien établi Paget (1). Le grincement des dents, le

(1) Pour mon compte, j'ai toujours remarqué, au contraire, que dans tous les cas où la diathèse cancéreuse se substituait, chez les vieux goutteux, à la diathèse urique, le malade accusait peu de douleur ; à cette période, l'affaiblissement progressif de l'organisme coïncide avec la diminution de la sensibilité nerveuse. Il est de remarque constante, encore, que dans ce cas, le cancer à toujours une marche très lente. (Note du traducteur).

somnambulisme, les crampes douloureuses dans les muscles, le priapisme, ainsi qu'une variété d'insomnies particulières, sont des symptômes évidents de la tare goutteuse. Les névralgies sont fréquentes chez les goutteux. Feu le Dr. Anstie leur déniait cette origine ; mais je ne puis avoir de doute touchant la nature spécifique de cette sorte de troubles nerveux. Cette névralgie est le plus souvent occipitale, d'après mon observation, de préférence à tout autre siége ; mais elle peut se montrer dans le talon, la poitrine, la langue, et dans le nerf grand sciatique. Que des changements appréciables se présentent parfois dans la gaîne des nerfs, cela ne peut être mis en doute ; mais la névralgie est, selon toute probabilité, souvent indépendante de toute lésion. Une preuve, entr'autres, de la nature franchement goutteuse de ces névralgies, est déduite de ce fait qu'elles s'amendent facilement sous l'influence d'un traitement anti-goutteux ; et une autre preuve, de ce fait, c'est qu'elles sont précisément engendrées par les conditions qui provoquent les autres manifestations goutteuses.

Parmi les considérations qui militent le plus en faveur de l'opinion que la goutte dépend d'une influence nerveuse, se trouvent les faits relatifs à la production de ses attaques. Dans la plupart des cas, les causes provocatrices sont toutes celles qui tendent à *déprimer* la *puissance nerveuse*. Tous les agents d'épuisement nerveux, quelle que soit leur nature : produits du surmenage intellectuel ou physique, l'excitation, *la colère*, les tourments, provoquent les attaques. Un choc brusque, une injure, une émotion violente évoqueront la goutte ; et, à vrai dire, toutes les circonstances ou les conditions qui sont de nature à faire irruption à travers la trame ordinaire de l'existence. Les excès de tous genres sont des facteurs bien connus.

Plusieurs des causes ainsi énumérées sont également susceptibles de produire les autres affections nerveuses, telles que l'épilepsie, l'asthme, l'himicranie, ou l'angine de poitrine. D'où il s'en suit que les personnes prédisposées aux névroses, échappent à leurs manifestations en suivant un régime régulier et sobre ; tandis qu'au contraire tous les écarts de régime et tous les excès les provoquent avec une très-grande facilité. Ces considérations nous aident à expliquer, en partie, pourquoi les hommes sont plus que les femmes exposés à la goutte. Il font le dur travail de ce monde, sont engagés dans des occupations plus excitantes, et ont une grande somme de soucis à supporter. En sens opposé, chez les désœuvrés de la société, qu'on ne peut accuser de connaître dans la vie aucune autre impression que celle de l'*ennui*, (1) la tendance est maintenue par la satisfaction exagérée de l'appétit, un exercice insuffisant et la toxicohémie qui en résulte. Plus les occupations sont sédendaires et plus est acharnée la lutte pour l'existence, plus sera grande la tendance à la dépression nerveuse et à la forme particulière de son expression dans la goutte. Si, à ce genre de vie s'ajoute la bonne chère, comme il arrive souvent chez les

(1) Mot écrit en français dans le texte.

hommes d'Etat, les jurisconsultes, les financiers, et chez ceux qui, quoique soumis à un dur labeur, sont «exposés au luxe », aucun anneau ne manque à la chaîne de la causalité.

L'influence du climat ne peut être dédaignée parmi les agents qui affectent le système nerveux. Le temps lourd et « variable », les vents froids qui soufflent de l'Est, le défaut de lumière et de chaleur solaire, ont une mauvaise influence sur la goutte. Ces causes ne sont que trop fréquentes sous nos latitudes. Les fonctions de la peau sont fortement compromises, et, par suite, les troubles chimiques peuvent être déterminés sur différents points.

La rareté de la goutte chez les marins est explicable, selon toute apparence, par leur libre exposition au grand air, leur existence active, et leur régime qui n'a rien d'excessif et est dépourvu de liqueurs fermentées.

Les considérations tirées de l'état mental des sujets prédisposés à la goutte éclairent la pathogénie nerveuse de cette affection. Une excessive irritabilité du caractère est chose proverbiale, et parfois un violent accès de colère constitue une espèce de métamorphose substitutive d'une attaque de goutte franche. L'hypochondrie, la dépression mentale, les idées tristes sont assez souvent le signal de l'approche de la goutte. On a observé que l'hystérie pouvait précéder les attaques de goutte chez la femme, et disparaître à leur arrivée ; cette même affection se trouve bien parfois de l'épilepsie.

Il nous reste encore à mentionner les rapports remarquables qui existent entre la goutte et la glycosurie. Le diabète sucré se montre chez certains membres de familles goutteuses ; chez les autres, avec des attaques incomplètes ; la goutte peut même chez certains d'entr'eux alterner avec la glycosurie. Le sucre alterne avec l'acide urique. Je crois que dans un grand nombre de cas la glycosurie passagère est due à la diathèse goutteuse, et les rapports entre ces deux états sont très-intimes. Chez le goutteux, comme chez le diabétique, la loi de l'hérédité est en vigueur, et le système nerveux est en jeu. Les mêmes habitudes diététiques mènent à ces deux affections. Les mêmes catégories de personnes en sont frappées ; et les mêmes causes d'excitation, propres à affaiblir et à déprimer le système nerveux, sont susceptibles de les évoquer l'une et l'autre.

On est ainsi porté à croire que les éléments des centres nerveux qui sont atteints dans ces deux affections peuvent difficilement siéger à des points éloignés. — La moëlle allongée, les nerfs sympathiques et splanchniques, quelquefois la moëlle épinière, ont présenté de graves altérations, et dans le cas de diabète, le point de la piqûre diabétique correspondrait au centre vaso-moteur dans la moëlle allongée.

Guidé en partie par ces faits, et par la connaissance que la fonction glycogénique du foie est sous l'influence nerveuse ; comme aussi, par la théorie qui rapporte l'arthropathie spéciale à l'ataxie locomotrice à un centre situé dans la moëlle allongée, je suis conduit à émettre cette proposition, que la portion du système nerveux, spécialement préposée au mode d'action irrégulier reconnu pour la goutte, est également située dans la moëlle allongée, où, peut-être, se trouve un centre trophique des articulations.

Les résultats trophiques de la goutte peuvent être décrits sous deux titres différents ; et, d'abord, d'après les caractères physiques transmis ; en second lieu, par rapport aux dégénérations des tissus caractéristiques de cette affection.

Dans la première catégorie, on peut énumérer une grosse tête, une complexion florissante, des dents fortes, bien émaillées et peu disposées à la carie, une charpente fortement établie et musculeuse.

Dans la seconde, parmi les dégénérations spéciales dues à la goutte, se trouvent les troubles bien connus que la cachexie goutteuse développe dans les tissus. Par exemple une chevelure souvent prématurément grise, une tendance marquée aux incrustations de tartre sur les dents, et parfois l'élargissement du nez. On peut noter encore l'état général de sclérose du système artériel, associé à des néphrites interstitielles chroniques, à des changements dans les parois et les valvules du cœur. La peau est douce et unie, les veines sont larges et pleines, le gosier est rugueux et granuleux, la luette rouge et très allongée. Les ongles deviennent souvent rugueux, fragiles et rayés. Les troubles arthritiques, avec dépôts d'urates, se présentent à divers degrés. Quelques-uns de ces changements sont le plus marqués lorsqu'ils sont associés à des dépôts excessifs d'urates, quelques-uns même ne se trouvent que dans ce cas, par exemple, la douceur anormale de la peau

L'action du colchique est certainement spécifique dans la goutte. Ce médicament n'agit pas, autant que je sache, dans toute arthrite ou toute maladie qui présente le symptôme douleur, et qui est étrangère à la goutte ; ce médicament appartient à une classe de substances qui affectent fortement le système nerveux. Il paraît agir sur les nerfs vaso-moteurs.

De plus, l'effet favorable exercé chez les goutteux, par tous les agents qui réjouissent et raniment l'état mental, indique l'influence marquée du système nerveux sur cette affection.

La théorie de la goutte considérée comme une tropho-névrose, paraît concorder avec tous les facteurs connus qui entrent en jeu pour la production des symptômes variés de la maladie. Elle détrône certainement la pathogénie humorale de la goutte de la place élevée qu'elle a occupée si longtemps ; mais elle en prend une entière connaissance et cherche à la mettre en relation plus évidente avec la névrose dominatrice.

TABLE

Vichy, Imprimerie Wallon.